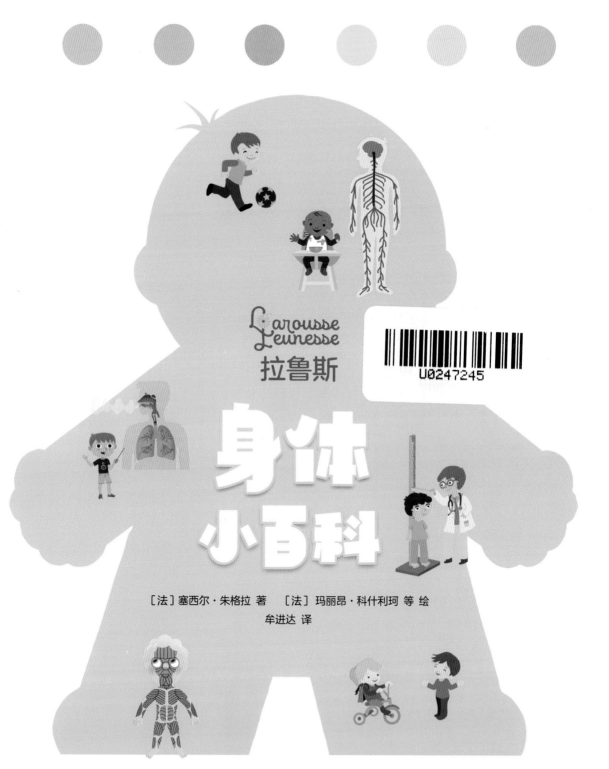

Larousse Jeunesse
拉鲁斯

身体
小百科

〔法〕塞西尔·朱格拉 著　　〔法〕玛丽昂·科什利珂 等 绘

牟进达 译

海豚出版社
DOLPHIN BOOKS

CICG 中国国际传播集团

目录

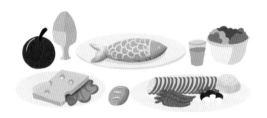

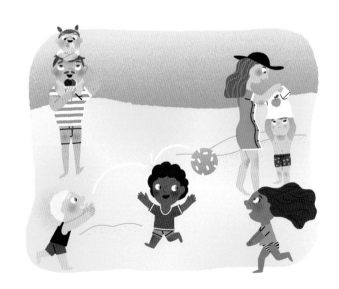

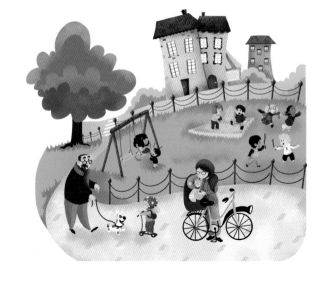

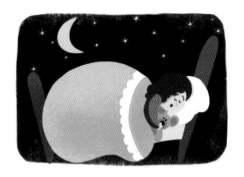

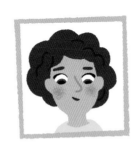
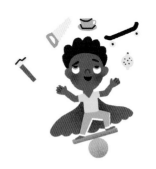
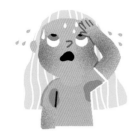
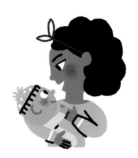

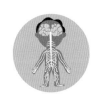

不同的人，同样的身体

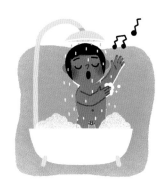

相同又不同

你和其他人一样，都长着一张脸、一副躯干、两只胳膊、两条腿……但你又是独一无二的，因为没有人和你长得完全一样，你就是你！

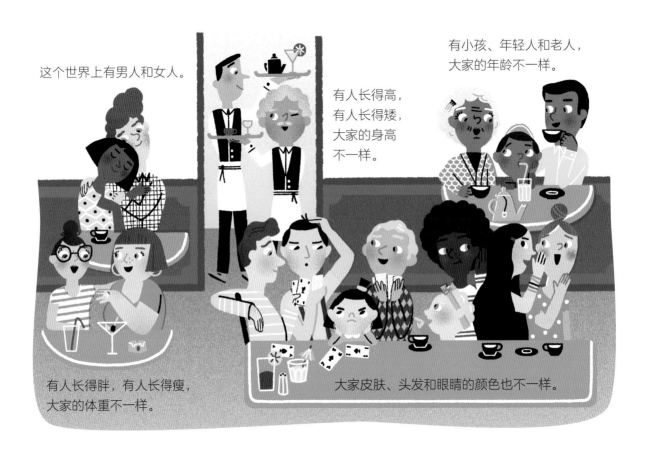

这个世界上有男人和女人。

有小孩、年轻人和老人，大家的年龄不一样。

有人长得高，有人长得矮，大家的身高不一样。

有人长得胖，有人长得瘦，大家的体重不一样。

大家皮肤、头发和眼睛的颜色也不一样。

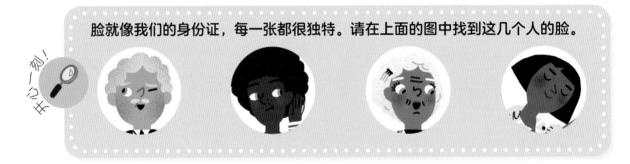

脸就像我们的身份证，每一张都很独特。请在上面的图中找到这几个人的脸。

开动一刻！

爱玛长得像谁?

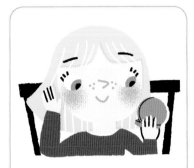

爱玛的眼睛是蓝色的,头发是金色的。

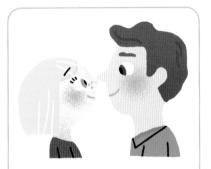

爸爸的头发是浅棕色的,眼睛是深棕色的。

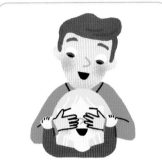

不过,爱玛笑起来和爸爸很像呢。

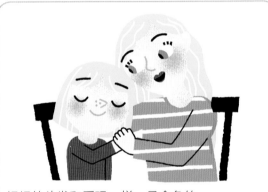

妈妈的头发和爱玛一样,是金色的。

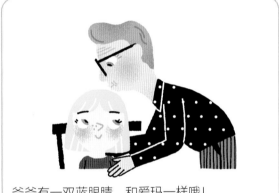

爷爷有一双蓝眼睛,和爱玛一样哦!

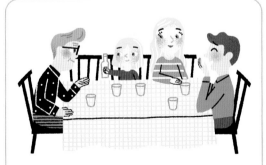

爱玛有的地方像爸爸,有的地方像妈妈,有的地方像爷爷……

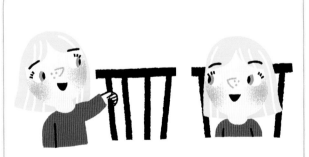

但和她长得最像的,还是她的双胞胎妹妹爱莎,她们俩长得简直一模一样!

保护身体的皮肤

黄色、白色、黑色……大家的肤色各不相同。无论什么颜色的皮肤，都是身体天然的防护衣。

皮肤表面生长着大量肉眼看不见的微生物，有些对人体有益，能帮我们阻挡有害病菌的侵入。

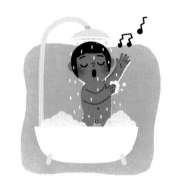

皮肤有独特的结构，分泌的油脂还能防水。洗澡的时候，水不会穿透皮肤进入身体里。

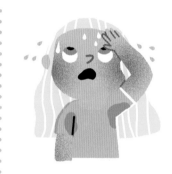

好热！皮肤能通过毛孔散热，通过汗腺排出汗水，让身体凉快下来。

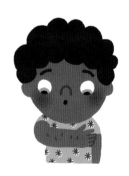

感到冷了吗？看，鸡皮疙瘩起来了，汗毛也一根根竖起。这是皮肤在帮身体保存热量。

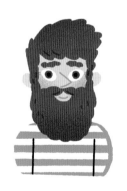

除了嘴唇、手心和脚掌等部位，皮肤上长满了毛发，如头发、汗毛、眉毛……

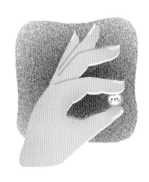

手指和脚趾前端的皮肤被指甲保护起来了，这样抓取东西更容易。

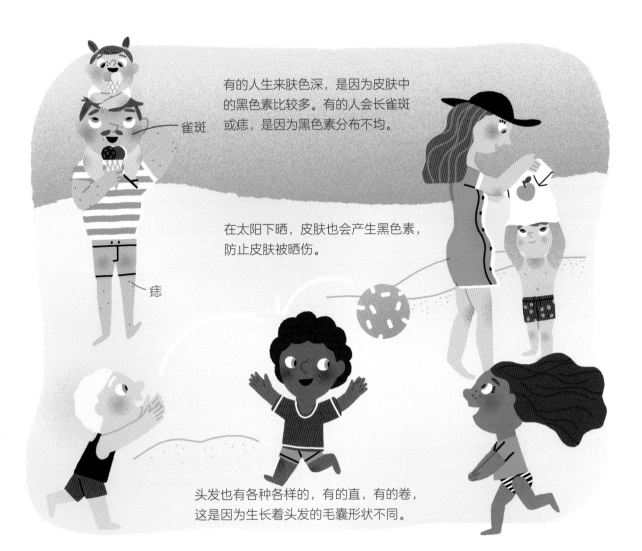

有的人生来肤色深，是因为皮肤中的黑色素比较多。有的人会长雀斑或痣，是因为黑色素分布不均。

雀斑

痣

在太阳下晒，皮肤也会产生黑色素，防止皮肤被晒伤。

头发也有各种各样的，有的直，有的卷，这是因为生长着头发的毛囊形状不同。

世界上没有一模一样的指纹，印一枚独一无二的指纹吧！

1. 找一盒印泥。

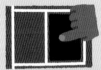

2. 用手指在上面按一下。

开心一刻！

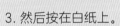

3. 然后按在白纸上。

4. 抬起手指，一枚指纹就印下来了！

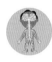 # 身体像个大拼图

身体像拼图一样，由许许多多的部位组成。每个部位都有自己的名字，一起来认识一下吧！

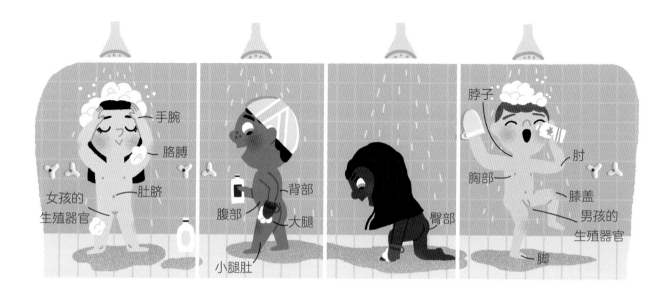

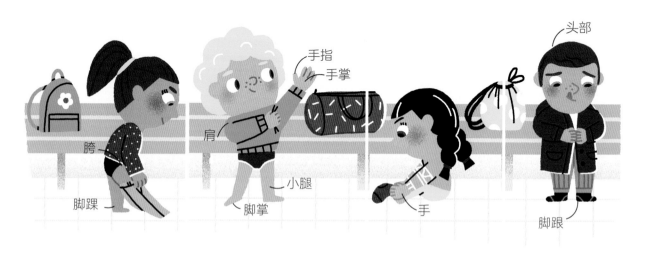

这是手掌。

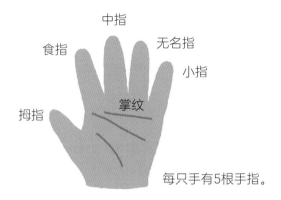

中指

食指　　　无名指

　　　　　小指

拇指　　掌纹

每只手有5根手指。

这是手背。

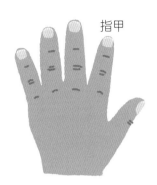

指甲

手越来越灵巧

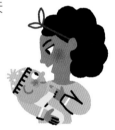

出生第1天

蒂姆紧紧握着妈妈的手指。这只是他无意识的动作。

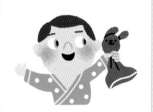

9个月大

亚恩能灵活地抓握毛绒玩具。

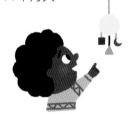

11个月大

法图指着她感兴趣的东西。她还很喜欢拍手。

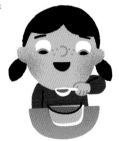

1岁半

露露能稳稳地握住勺子，汤一点儿都没洒出来。

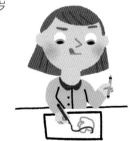

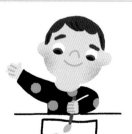

5岁

佐伊用右手画画，她是右利手。

梅迪用左手画画，他是左利手。

身体的内部

摸摸手指，你会感觉里面硬硬的，这是我们的骨头。身体的内部有骨骼，有肌肉，还有脑、心脏等各种器官，大家各司其职，维持着身体的运转。

骨骼支撑着我们的身体。
人体有200多块骨头。

肌肉使身体自由活动。
人体有600多块肌肉。

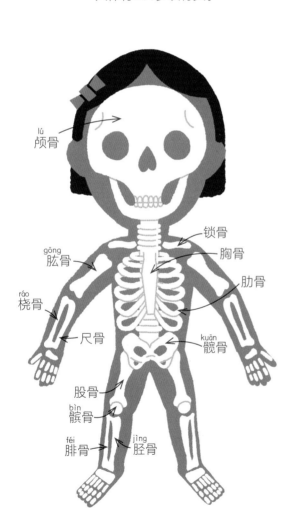

lú
颅骨

锁骨
胸骨
gōng
肱骨
肋骨
ráo
桡骨
尺骨
kuān
髋骨
股骨
bìn
髌骨
féi
腓骨
jìng
胫骨

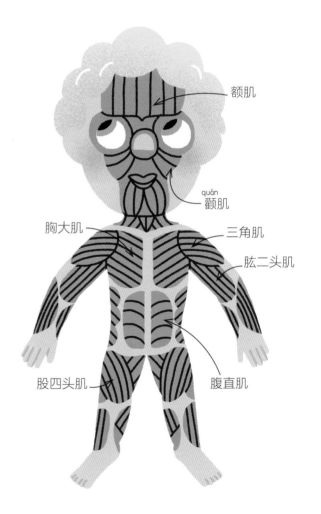

额肌
quán
颧肌
胸大肌
三角肌
肱二头肌
股四头肌
腹直肌

生命离不开器官

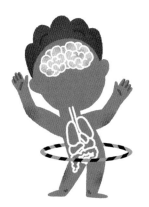

脑是身体的指挥官，
下达命令让身体行动。

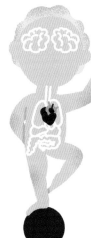

心脏是身体
的发动机，
使血液沿着
血管在身体
里流动。

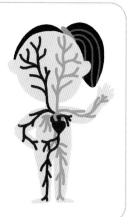

血液从心脏出发，
沿着动脉流到身体
各处，再沿着静脉
从身体各处流回心
脏。血管在皮肤下
隐约可见，你留意
过吗？

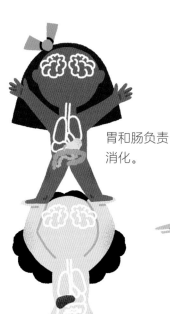

胃和肠负责
消化。

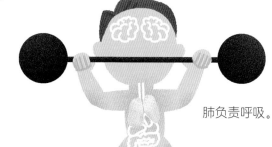

肺负责呼吸。

肝脏负责净化血液，同时
进一步加工消化后的物质。

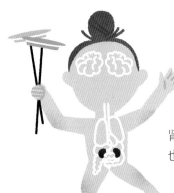

肾脏制造尿液，
也就是小便。

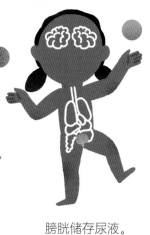

膀胱储存尿液。

脸

脸是头部前面的部分。一般看到一个人的脸，才能认出他是谁。你知道脸部各部位的名称吗？

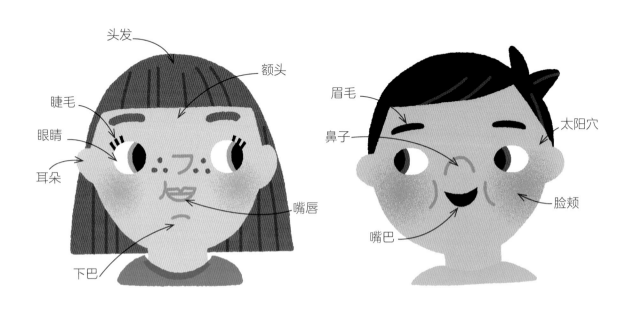

头发

额头

睫毛

眼睛

耳朵

下巴

嘴唇

眉毛

鼻子

太阳穴

脸颊

嘴巴

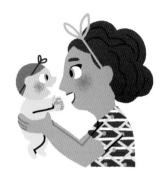

出生几天后，宝宝就能认出妈妈的脸。

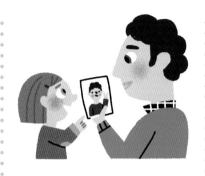

人慢慢长大，脸部的轮廓也跟着变化。有时候，我们很难认出老照片里的人是谁。

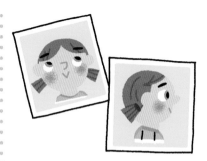

从侧脸也能认出一个人。侧面照能更清晰地看出鼻子的形状（翘鼻子、扁平鼻子、直鼻子等）。

眼睛和头发的颜色

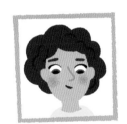

安娜的眼睛是深棕色的。

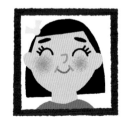

扎拉的头发是黑色的。

莎莎的头发是红棕色的。

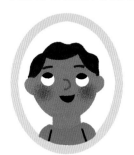

穆萨的眼睛是黑色的。

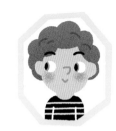

西蒙的头发是浅棕色的。

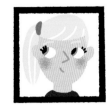

卡米拉的眼睛是蓝色的。

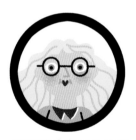

莉莉的头发是金色的。

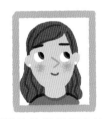

丽塔的头发是红色的。

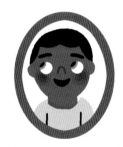

欧内斯特的眼睛是绿色的。

我们的脸可以表达快乐、悲伤、愤怒等情绪，下面这些脸表达了什么情绪？

A   B   C   D   E

开心一刻！

答案：A.快乐；B.悲伤；C.愤怒；D.惊奇；E.愤怒

头部与脑

摸摸脑袋和脸，可以感觉到硬硬的颅骨。颅骨就是整个头部的骨头，由脑颅和面颅组成，保护着脑。脑由大脑、小脑、脑干等组成，是我们最重要的器官。

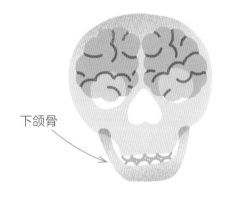

下颌骨

多块骨头紧密相连，组成颅骨。下颌骨是颅骨中唯一能动的骨头。

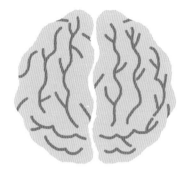

大脑可以分为左右脑，不同的区域掌管着人体不同的活动，如语言、运动、视觉等。

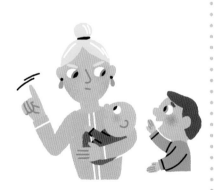

不要随便摸小宝宝的头。小宝宝头部有些地方摸上去软软的，那是颅骨结合得不紧形成的间隙，叫囟门。

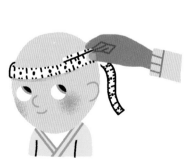

医生会定期测量宝宝的头围，根据颅骨大小判断脑部的发育情况。

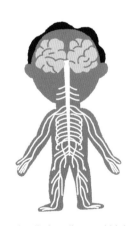

脑还有"助手"，叫神经。它们分布在人体各处，传达脑发出的指令，并将身体感受到的信息传递给脑。

了不起的大脑

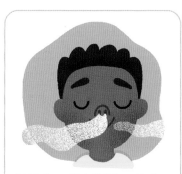

好香啊！瑞安闻到了香味，是蛋糕。

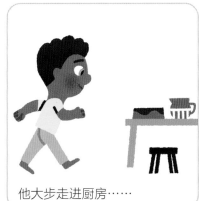

他大步走进厨房……

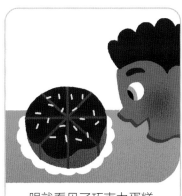

一眼就看见了巧克力蛋糕。

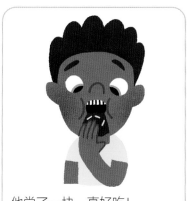

他尝了一块，真好吃！

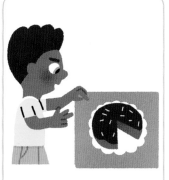

他数了数还剩几块。

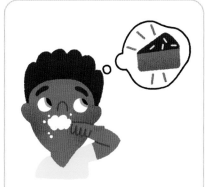

睡觉前，他回想起那块美味的蛋糕。

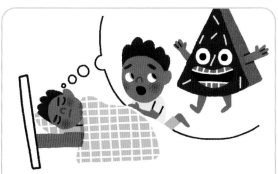

入睡后，他梦见一块巨大的蛋糕追着他，要把他吃掉。

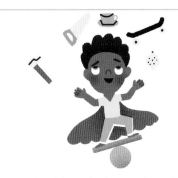

记忆、识别、判断、想象、思考，这些多亏了厉害的大脑。大脑会做的事情远远不止这些哦！

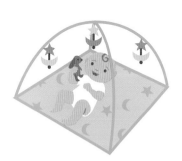

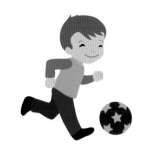

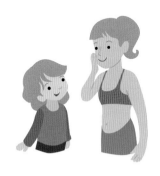

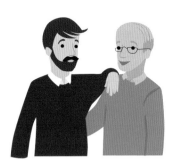

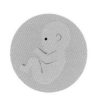

出生，长大，变老

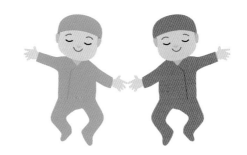

在妈妈肚子里

爸爸和妈妈很相爱，他们想要个自己的孩子，于是一起创造小生命。宝宝要在妈妈肚子里待9个月左右才出生。

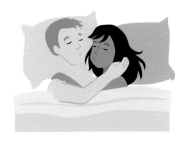

爸爸的精子和妈妈的卵子相结合，形成受精卵，住在妈妈的肚子里。

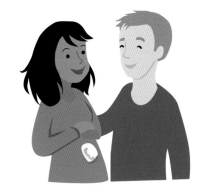

1个月左右，受精卵发育成胚胎。最初的胚胎小小的，像个小豆子似的，不过里面已经有一颗跳动的心脏了。

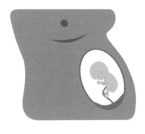

第3个月时，胚胎发育成胎儿。他在装满羊水的"袋子"里生长着。这个袋子叫子宫。

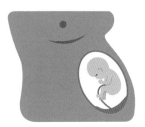

5个月的时候，胎儿会吮吸自己的手指了。他每天大部分时间都在睡觉，醒来后会动来动去。

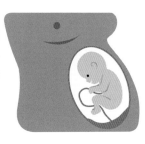

7个月的胎儿已经长得很大了，眼睛可以睁开，也能听到爸爸妈妈的声音了。

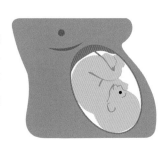

9个月左右，胎儿的各部分器官都差不多发育好了。他头朝下做好准备，要从妈妈肚子里出来了！

要当爸爸妈妈了!

怀孕1个月

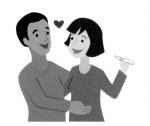

耶尔发现自己怀孕了,她和丈夫都很高兴,他们就快有自己的孩子了。

怀孕3个月

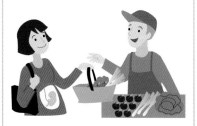

宝宝通过脐带与妈妈相连。妈妈吃下的食物转化成营养,由脐带输送给宝宝。

怀孕4个月

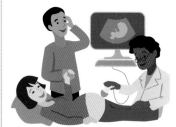

耶尔的肚子鼓起来了,她定期做超声检查,确认宝宝的发育是否正常。

怀孕6个月

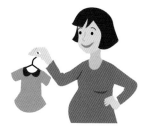

耶尔的肚子变得很大了,她能感觉到宝宝在肚子里动来动去。她开心地准备起宝宝穿的衣服。

怀孕7个月

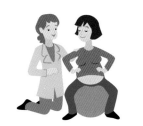

耶尔在助产士的帮助下做一些舒缓的运动,以便宝宝能更顺利地出生。

怀孕9个月

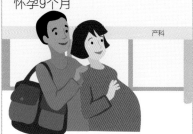

预产期到了,耶尔和丈夫一起来到医院,准备迎接宝宝出生。他们给宝宝起好了名字,叫莎莎。

下面哪些动物是卵生的呢?

有些动物和人类一样直接生下宝宝,这叫胎生。
有些动物生下来的是卵,再从卵孵化出宝宝,这叫卵生。

A.鸭子   B.牛   C.鸡   D.狗   E.蜗牛

答案: A, C, E

开心一刻!

21

出生

宝宝做好准备，要从妈妈肚子里出来了。这时候，妈妈就要去医院的产科了！

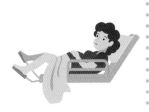

宝宝快出生时，妈妈会感觉肚子越来越痛，心里还有点紧张。

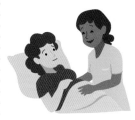

助产士会指导妈妈放松下来。

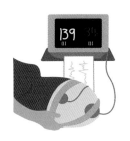

监护仪测量宝宝的心跳，显示着宝宝的健康状况。

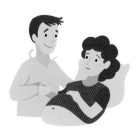

爸爸也有点紧张，但他鼓励妈妈，让妈妈放松。

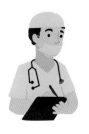

医生确认妈妈和宝宝一切正常，宝宝快出生了。

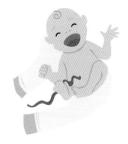

宝宝一出生，就大声啼哭。这是他第一次用肺呼吸。

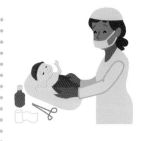

护士细心地照顾宝宝，给脐带切口消毒，擦拭宝宝的身子。

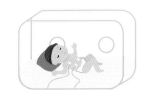

宝宝如果提前出生，需要先在无菌的保育箱里住一段时间。

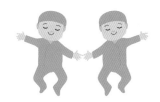

有时，受精卵可能会一分为二，发育成两个胎儿。这是同卵双胞胎，两个宝宝性别相同、长得很像。

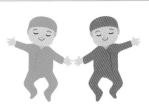

有时，两个卵子和两个精子结合成两个受精卵，形成异卵双胞胎，两个宝宝可能性别不同、长得不太像。

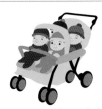

一个妈妈还可能同时生下三个或四个宝宝，也就是三胞胎或四胞胎，不过这样的情况很少见。

莎莎出生了

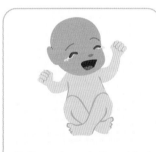

莎莎一生下来就开始啼哭，声音很响亮。这是她第一次呼吸空气。

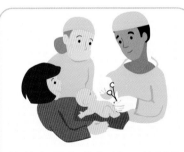

爸爸在医生的指导下剪断脐带。莎莎的身体上留下了曾和妈妈相连的痕迹，那就是肚脐。

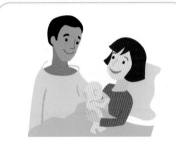

妈妈把莎莎抱在怀里，喂她吃奶。妈妈的奶能让她健康地成长！

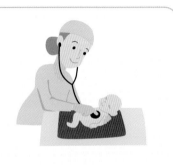

护士给莎莎做了一系列身体检查。莎莎很健康。

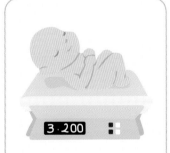

莎莎体重3.2千克，身高51厘米。

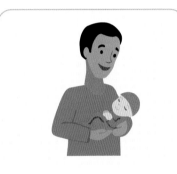

爸爸给莎莎洗了澡，穿上衣服，还给她戴上漂亮的帽子。

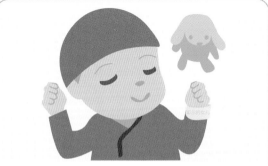

护士给莎莎系了手环，上面写着她妈妈的名字"耶尔"。

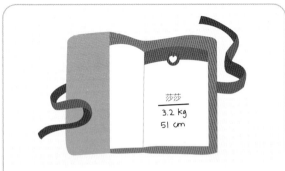

莎莎的健康手册上记录着她的出生日期和时间、出生时的身高与体重。

小宝宝的生活

刚出生的几个月里，宝宝长得飞快。在爸爸妈妈悉心养育下，宝宝健康地长大，逐渐掌握许多本领。

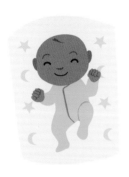

出生后不久，第一次露出笑脸。

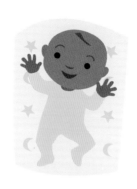

2个月左右，开始关注自己的手。

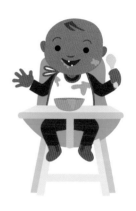

6个月大的时候，会坐了，长出了几颗小乳牙，可以吃米糊和果泥了。

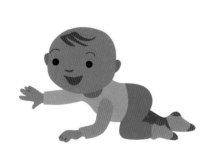

10个月左右，会爬来爬去，并开始咿咿呀呀地尝试说话。

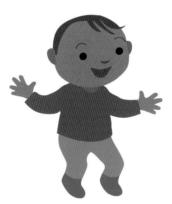

12个月大的时候，迈出了人生的第一步，已经会喊爸爸、妈妈了。

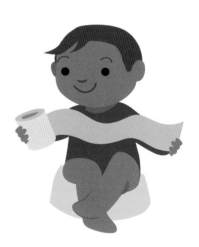

2岁的时候，能跑能跳，话也说得很好，还学会了使用儿童马桶大小便。

莎莎4个月了

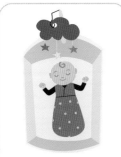

莎莎每天都要睡很长时间。有时一天要睡上17个小时。

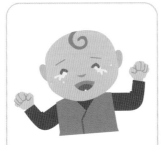

"哇——"不舒服的时候，哭是莎莎唯一的表达方式。

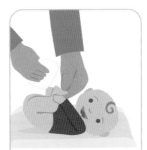

莎莎拉便便了。爸爸帮她清理得干干净净。

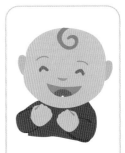

莎莎很喜欢笑。爸爸逗她，她就笑出声来。

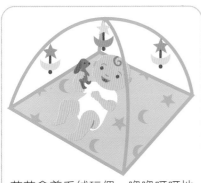

莎莎拿着毛绒玩偶，咿咿呀呀地和它说话。

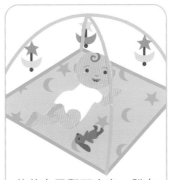

莎莎自己翻了个身，趴在垫子上玩。

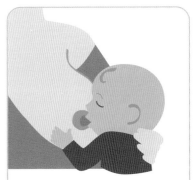

她只吃妈妈的奶，每天至少要吃6次！

世界各地的爸爸妈妈这样背宝宝出门

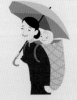

背篓

帽兜

背巾

背毯

莎莎的爸爸用背带

你知道吗？

25

身体的变化

3岁左右的小朋友可以独立完成很多事情了。不过，大家还会继续成长，还有更多东西需要学习。

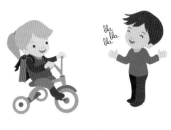

3岁，会一些运动，能清楚地说话。

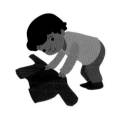

4岁，学着照顾自己，能自己穿衣服、洗脸等。

5岁，开始换牙，运动能力更强了，还学会了数数。

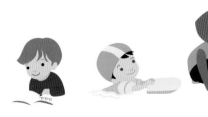

6岁，认识了一些字，能学会游泳，还会自己系鞋带。

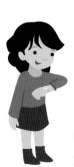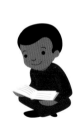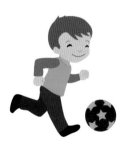

7到8岁，会看手表，还会读书、做算术、踢足球……

比一比，按从矮到高的顺序给小朋友们排个队吧。

开心一刻！

A.露西　　B.班班　　C.维维　　D.伊伊　　E.赞乌

答案：D、E、C、B、A

身高和体重因人而异

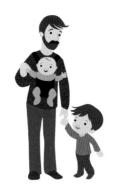

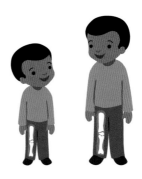

小朋友一直在长高，长到青春期结束为止。刚出生的婴儿身高只有50厘米左右，成年后有的人能长到2米高。

长个子的奥秘在于靠近骨关节处的软骨组织，这些软骨会生长，使骨头慢慢变长。

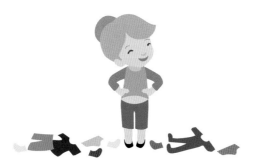

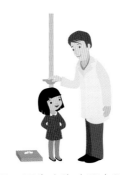

每个小朋友长高的速度不一样。有的长得快，衣服很快就穿不下啦。也有的小朋友长得慢一些。

体检的时候，医生会为小朋友测量身高和体重，检查生长发育情况，并且记录在每个人的健康手册上。

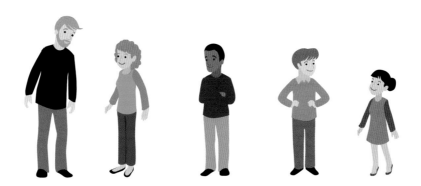

有些人生长发育异常，他们可能会长得太高或偏矮。

人生的不同阶段

我们生下来都是小婴儿，然后慢慢长大，经历婴幼儿期，步入学龄期，再经历青春期、成年期，然后渐渐老去。

人生的不同阶段和大致的年龄分期

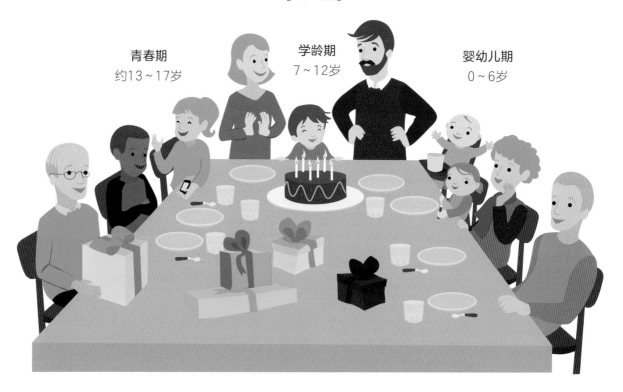

成年期
约18～60岁

青春期
约13～17岁

学龄期
7～12岁

婴幼儿期
0～6岁

老年期
约60岁以上

不同年龄段的变化

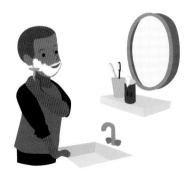

青春期时，男生会长出胡须，要学着像爸爸那样刮胡子了。

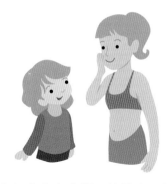

女生的胸部也在青春期开始发育，需要像妈妈那样穿上文胸。

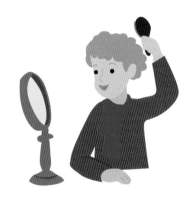

随着年龄的增长，人会开始长白头发。

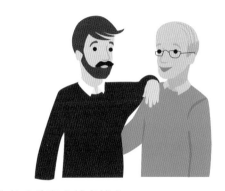

有的人头发会越来越少。

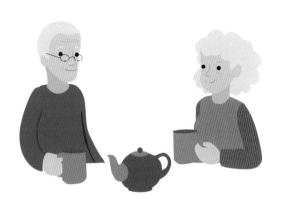

到了一定年纪，皮肤也会慢慢失去弹性，变得松弛，形成一条条皱纹。

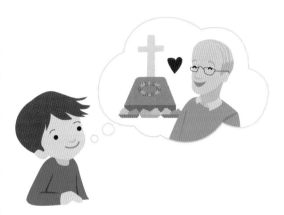

每个生命都在渐渐消逝。终有一天，心脏和脑会停止运行，人的一生便结束了。

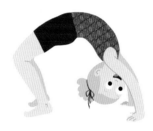

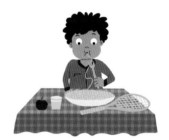

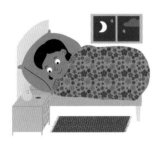

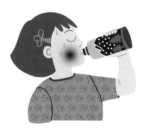

充满活力的身体

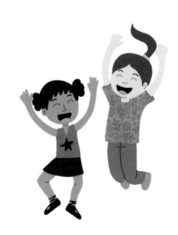

身体的支架：骨骼

骨骼支撑着我们的身体。多亏了骨骼，我们才能挺直身子站立，不会像鼻涕虫那样软趴趴的！

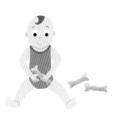

婴儿的骨头最多，有300多块。成年人只有206块骨头，这是因为在成长过程中，有些骨头会融合在一起。

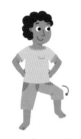 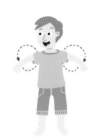

屈腿、转胳膊……我们能自由活动身体，是因为骨头与骨头间有关节相连。

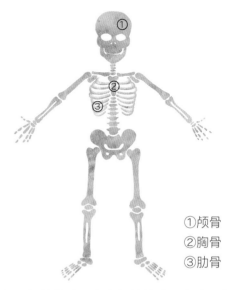

①颅骨
②胸骨
③肋骨

颅骨保护着脑。胸廓保护着肺和心脏，它由胸骨、胸椎和12对肋骨构成。

哎呀，好痛！

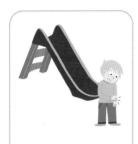

吉姆不小心从滑梯上摔下来了，胳膊特别痛！

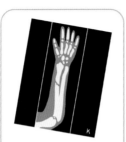

他去医院拍了X光片，原来，胳膊骨折了！

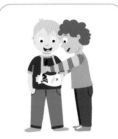

医生给他的胳膊打上了石膏，固定住骨头，防止骨头错位。

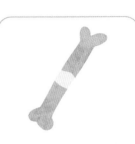

慢慢地，骨头断裂的地方重新长好了。骨头终于恢复了，真好！

厉害的脊柱

脊柱由颈椎、胸椎、腰椎、骶骨和尾骨构成，
支撑着我们的头部和躯干。

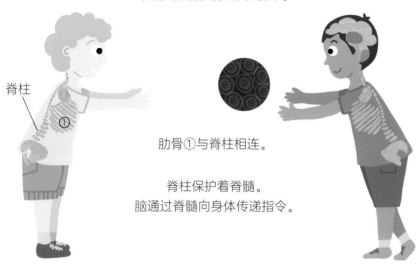

脊柱

①

肋骨①与脊柱相连。

脊柱保护着脊髓。
脑通过脊髓向身体传递指令。

多亏了脊柱，我们才能活动身体。

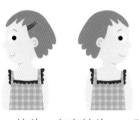

低头、抬头、左右转头……不过转不到后面去。

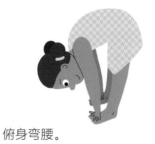

俯身弯腰。

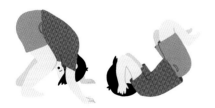

前后翻跟头。

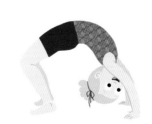

柔韧度特别好的人，可以这样弓起身子！

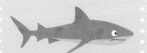

能干的肌肉

人体有600多块肌肉，多亏了它们，我们才能动起来，才能呼吸、微笑、奔跑……

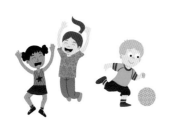

有些肌肉分布在躯干和四肢等处，通过肌腱和骨头相连，肌肉收缩或舒张，带动骨骼运动。

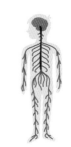

我们想做出某个动作时，脑通过神经向肌肉传达行动指令。

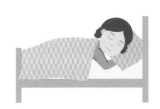

心脏、胃、肠等处的肌肉会自主活动，即使我们睡觉的时候，它们也不停下来休息。

肌肉成对工作

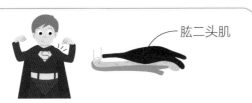

肱二头肌

阿诺弯曲手臂，上臂前侧的肱二头肌收缩，后侧的肱三头肌舒张。

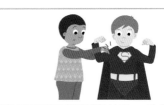

赛赛用手摸了摸阿诺的肱二头肌。哇！硬硬的！

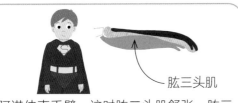

肱三头肌

阿诺伸直手臂，这时肱二头肌舒张，肱三头肌收缩。

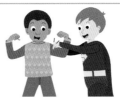

现在，轮到赛赛弯手臂了。也很硬！他和阿诺一样强壮。

健壮的肌肉

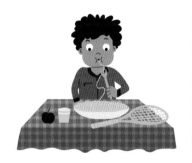

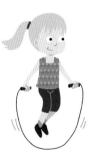

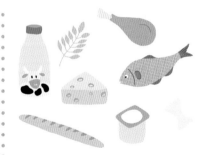

血液将氧气和糖分输送给肌肉，让肌肉能正常活动。

想要肌肉健壮有力，就得经常运动，多多地跑一跑、跳一跳。

肌肉的增长离不开蛋白质。蛋白质可以从肉、鱼、谷物和奶等食物中获得。

肌肉受伤了

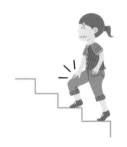

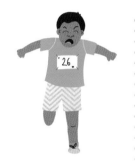

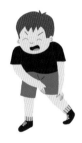

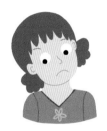

运动过度的时候，会感觉肌肉酸痛。

一不小心，肌肉还会拉伤或扭伤。好痛呀！

有时候，肌肉会一直收缩无法放松，这是肌肉痉挛。

睡觉姿势不当或长时间低头等，会导致颈部肌肉痉挛。

试试下面这些动作，你能做到吗？

A.动耳朵

B.卷舌头

C.抬起一边眉毛

D.坚持不眨眼

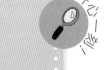

答案：A、B、C。有的人做不了，有的人却可以轻松做到哦！不过很难有一直不眨眼的，因为眼睛需要一种叫"泪膜"的东西来润湿。

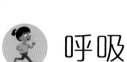 # 呼吸

人要呼吸才能活下去。多数情况下呼吸是无意识动作，即使在睡觉时，我们也在呼吸。

人是怎么呼吸的？

通过鼻子和嘴吸入空气。

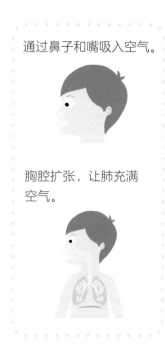

胸腔扩张，让肺充满空气。

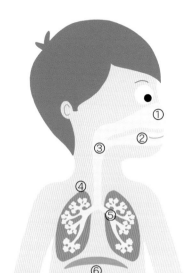

①鼻腔
②口腔
③气管
④肺
⑤支气管
⑥横膈膜

再通过鼻子和嘴呼出空气。

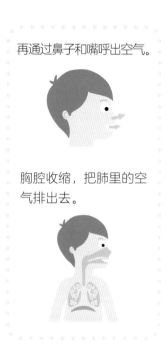

胸腔收缩，把肺里的空气排出去。

呼吸的作用

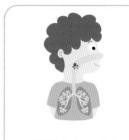

身体需要氧气。我们吸气的时候，空气中的氧气通过肺进入血液。

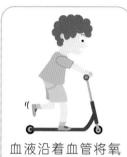

血液沿着血管将氧气输送到全身各个角落。

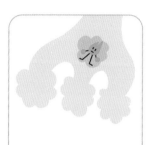

血液运输氧气的同时，还会回收身体产生的废气——二氧化碳。

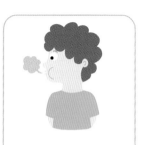

血液将二氧化碳带回肺部，通过呼气排出体外。

运动时的呼吸

跑步时，呼吸和心跳都会变快，让血液加快循环，给肌肉输送更多氧气。

所以我们在跑步时经常会用力呼吸，气喘吁吁的。

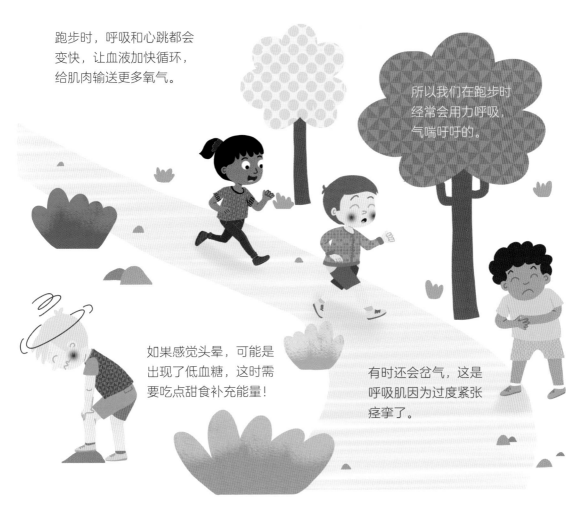

如果感觉头晕，可能是出现了低血糖，这时需要吃点甜食补充能量！

有时还会岔气，这是呼吸肌因为过度紧张痉挛了。

谁能在水下呼吸？

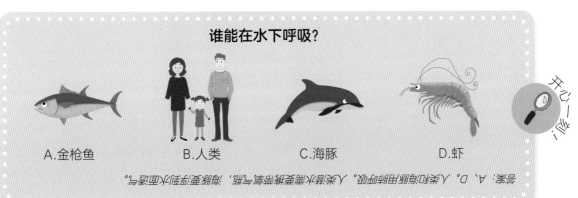

A.金枪鱼　　　　　B.人类　　　　　C.海豚　　　　　D.虾

答案：A、D。人类和海豚用肺呼吸，海豚需要浮到水面换气。

吃喝与消化

维持生命需要大量的养分，我们的身体也需要食物和水才能运转。均衡饮食才能保持健康状态。

消化

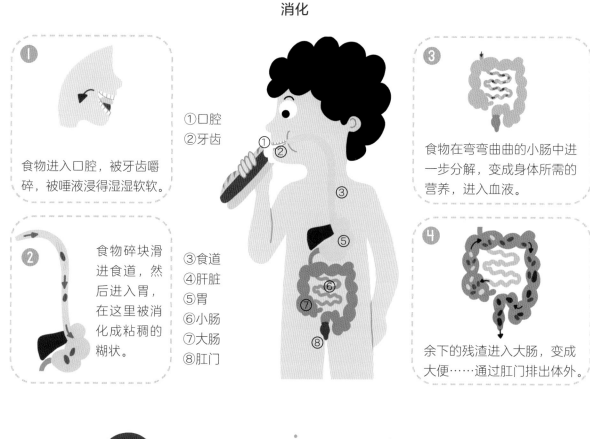

1 食物进入口腔，被牙齿嚼碎，被唾液浸得湿湿软软。

①口腔
②牙齿

2 食物碎块滑进食道，然后进入胃，在这里被消化成粘稠的糊状。

③食道
④肝脏
⑤胃
⑥小肠
⑦大肠
⑧肛门

3 食物在弯弯曲曲的小肠中进一步分解，变成身体所需的营养，进入血液。

4 余下的残渣进入大肠，变成大便……通过肛门排出体外。

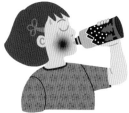

水是身体的重要组成成分。我们要多喝水，补充排尿和流汗等各种生理活动消耗的水分。

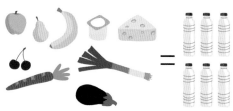

很多食物中也含有大量的水分，比如水果、蔬菜、牛奶等。

尿是怎么产生的?

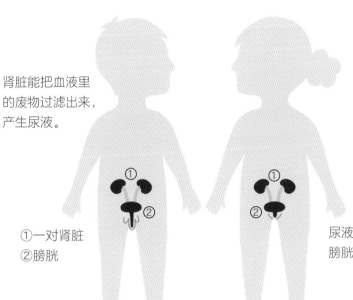

肾脏能把血液里的废物过滤出来,产生尿液。

①一对肾脏
②膀胱

尿液储存在膀胱中。

膀胱装满尿液时,
脑会发出信号,我们就想小便了。

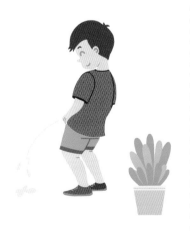

男孩站着小便。

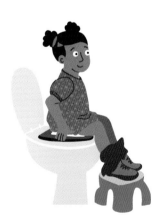

女孩坐着小便。

艾丽自己大小便

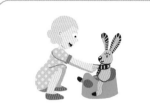

艾丽3岁了,她能够自己控制大小便。

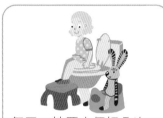

每天,她要小便好几次,但大便一般只有一次。

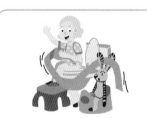

大小便之后,她不会忘记把屁股擦干净。

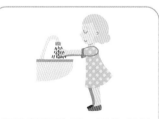

还要好好洗手,因为便便和尿液中有很多细菌!

睡觉

刚出生的时候，你几乎整天都在睡觉。现在，你长大了几岁，但睡眠依然非常重要！

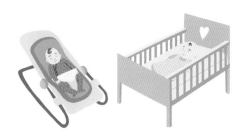

小朋友需要更多的睡眠，因为身体和脑部还在发育，睡眠多多才能长得更快更好。

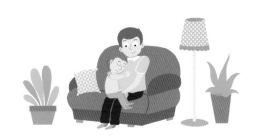

睡觉时，肌肉处于放松状态，心跳和呼吸也会变慢，这是身体在休息。

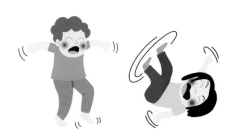

忙了一整天，我们的脑也需要休息。睡眠不足会让人感到疲惫，很容易生气。

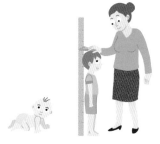

好好睡觉的小朋友才能长得高，长得壮，身体健康，少生病。

睡觉的时候，我们的大脑在做什么？

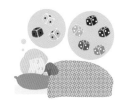

大脑会把我们白天做过的事和学到的知识分类，并记下来。

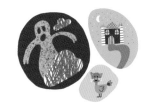

它还会制造美梦或噩梦，不过大多数梦醒来后就不记得了。

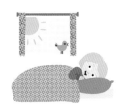

据说做梦能缓解痛苦、愤怒等情绪，还能帮我们应对恐惧。

睡个好觉

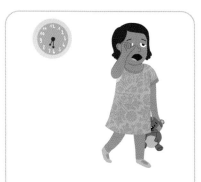

罗拉打了好几个哈欠，眼睛也有点睁不开了，该去睡觉了。

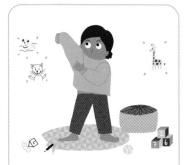

她先换上一身柔软暖和的睡衣。

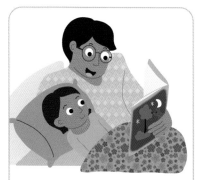

爸爸给罗拉讲了睡前故事，然后亲了亲她的脸，说了晚安。

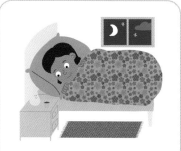

她钻进被窝。睡着后，体温会降低，盖上被子可以保暖。

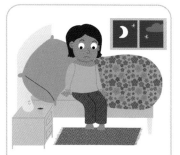

爸爸关掉了房间的灯，但是罗拉有点怕黑。

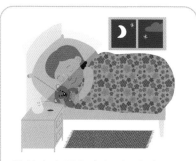

爸爸点亮了小夜灯，还拿来了毛绒玩偶。罗拉可以睡个好觉了！

要想睡个好觉，睡前不能做哪些事呢？

A.吃很多东西　B.玩平板电脑　C.跟妈妈亲亲、抱抱　D.刷牙　E.喝可乐、吃巧克力

答案：A、B、E。吃太饱睡不着，看电视、玩电脑、喝可乐、吃巧克力都会让人精神亢奋，影响睡眠。

开心一测

身体发出的声音

"噗！""阿嚏！""咕咕！""嗝！""呃！呃！"我们的身体为什么会发出各种各样的声音，这些声音是从哪儿来的呢？

怦！怦！
心脏每次收缩的时候，都会发出"怦怦"的声音，同时将血液输送到全身。

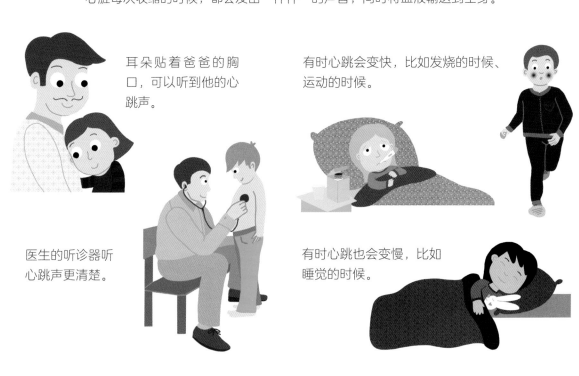

耳朵贴着爸爸的胸口，可以听到他的心跳声。

有时心跳会变快，比如发烧的时候、运动的时候。

医生的听诊器听心跳声更清楚。

有时心跳也会变慢，比如睡觉的时候。

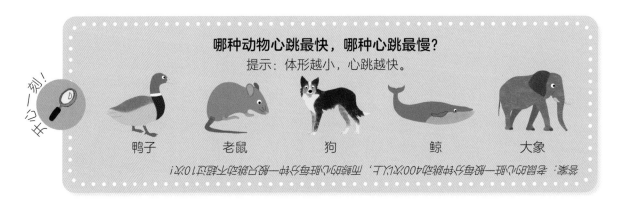

开心一刻！

哪种动物心跳最快，哪种心跳最慢？
提示：体形越小，心跳越快。

鸭子　　老鼠　　狗　　鲸　　大象

答案：老鼠的心跳一般每分钟跳动约400次以上，而鲸的心跳一般每分钟跳动约10次！

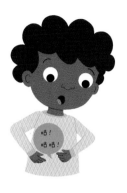

肚子有时会咕咕叫，这是肠胃蠕动时，里面的液体和气体相互挤压发出的声音。

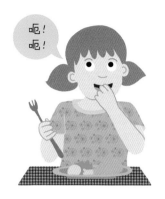

吸气时恰好有空气从肺部排出的话，就可能会打嗝，发出"呃！呃！"的声音。

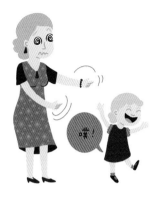

肠道消化食物时产生的气体，通过放屁排出去。

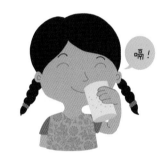

喝汽水或者吞下太多空气，也会打嗝，这是过多的气体通过口腔排出来，引发膈肌的痉挛。

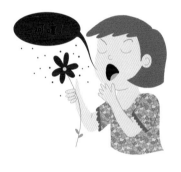

偶尔有粉尘进了鼻孔，就会打喷嚏，让气从鼻孔喷出，把粉尘带走。

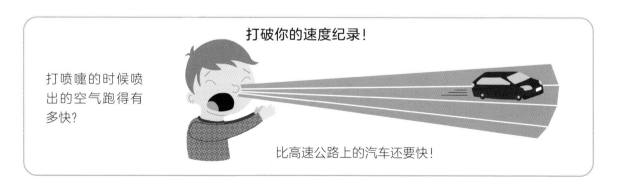

打破你的速度纪录！

打喷嚏的时候喷出的空气跑得有多快？

比高速公路上的汽车还要快！

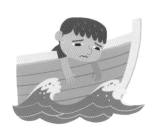

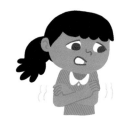

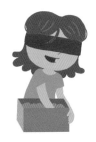

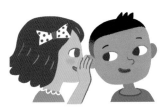

感官、感觉和表达

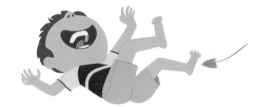

用眼睛看

多亏了眼睛，我们才能看到远远近近、各式各样的物品与风景，看到事物的动态变化以及缤纷的色彩。

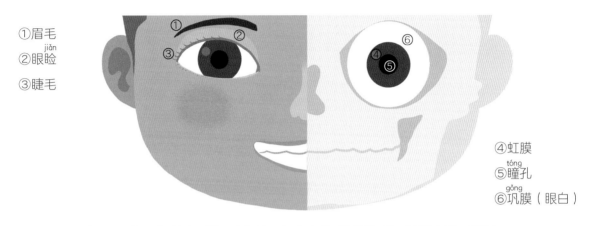

①眉毛
②眼睑 (jiǎn)
③睫毛

④虹膜
⑤瞳孔 (tóng)
⑥巩膜（眼白）(gǒng)

眼球是圆形的，像弹珠一样。它们位于颅骨上的"洞洞"里，这两个洞叫眼眶。

眼睛是怎么看到东西的？

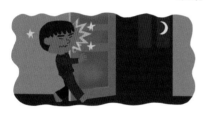

眼睛需要光线才能看到东西。在黑暗中，我们什么也看不清，会四处乱撞。哎哟！

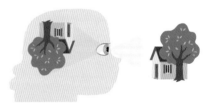

光线通过瞳孔进入眼睛，在视网膜上形成倒立的图像。大脑会将它处理成正常的图像，这样我们就能看见眼前的事物了。

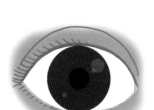

瞳孔会随光线的强弱改变大小。在明亮的环境里，瞳孔会缩小。

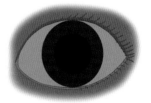

在昏暗的环境里，瞳孔会放大，让更多光线进入眼睛。

米丽戴眼镜了

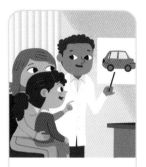

眼科医生为米丽做视力测试，看看她能不能看清图像。

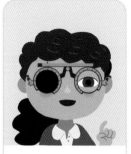

她先遮住一只眼睛看，然后再遮住另一只。

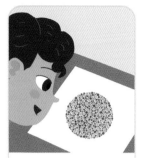

再来做个测试，看能不能清楚地辨别不同的颜色。

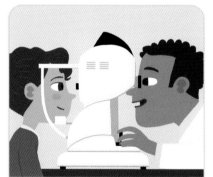

医生用验光仪检查米丽的眼睛，看看有没有别的问题。

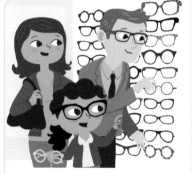

米丽看近处的东西有些模糊，于是，配镜师帮她配了一副眼镜。

各种各样的视力问题

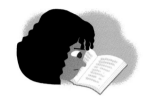

佐拉看近处的东西很模糊，她患有远视。

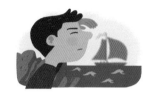

蒂姆看远处的东西很模糊，他患有近视。

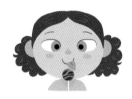

露露的两只眼睛看向不同的方向，她患有斜视。

动物的视力

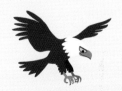

老鹰能从高空中看见地面上的兔子。

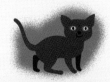

猫在黑漆漆的夜晚也看得一清二楚。

苍蝇能看到四面八方，包括身后！

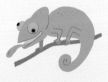

变色龙的眼睛可以同时一只看上方，一只看下方。

你知道吗？

用耳朵听

有了耳朵，你才能听到微风轻拂的声音、小鸟婉转的啼鸣，还有……小宝宝响亮的哭声！耳朵是怎么听到声音的呢？

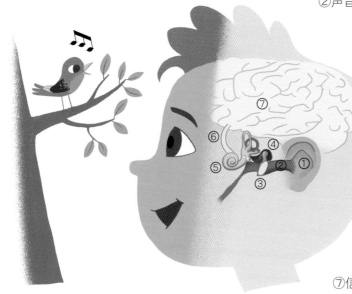

①**耳郭**捕捉到小鸟的歌声。

②声音像波浪一样传进**耳道**里。

③声波碰到一片小小的薄膜——**鼓膜**，引起鼓膜振动。

④振动继续传递给**听小骨**。

⑤振动接着到达**耳蜗**，让这个盛满淋巴液的"小袋子"产生波动，释放信号。

⑥**听觉神经**接收到信号。

⑦信号传递给**大脑**，我们就听见声音了。

天旋地转

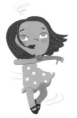

耳朵也是人体重要的平衡器官，能帮助我们保持平衡。

不停地转圈时，平衡感受器受到刺激，人就会头晕。

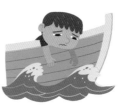

所以，很多人坐船时会晕船。

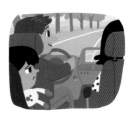

还有的人坐车时也会晕车。

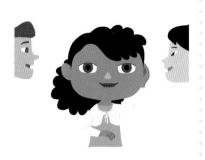

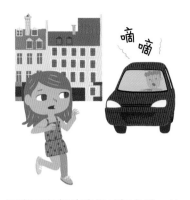

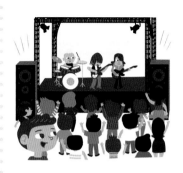

人有两只耳朵，声音会先到达距离更近的那只耳朵，所以我们可以辨别声音的方向。捂住一只耳朵，就很难分辨声音从哪里来。

听觉可以帮助我们感知危险，比如有汽车靠近的时候。

耳朵很敏感，需要我们好好爱护。尽量少戴耳机，也不要总听太大的声音，防止听力受损。

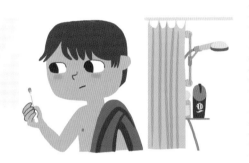

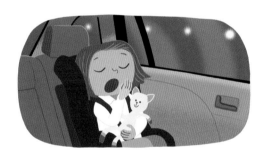

耳朵会分泌耳垢，耳垢能阻挡灰尘和细菌进入耳朵。不影响听力的话，一般不需要清理。

坐车过隧道的时候，耳朵会发胀，这是因为车速引起了气压的变化，对鼓膜造成压迫。这时候，打个哈欠试试吧！

1.哪种声音比较尖，哪种声音比较低？　　**2. 哪种声音比较大，哪种声音比较小？**

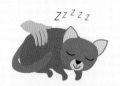

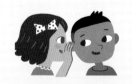

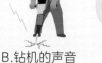

A.婴儿的哭声　　　　B.猫咪的呼噜声　　　　A.在耳边说悄悄话　　　B.钻机的声音

答案：婴儿的哭声比较尖。

答案：钻机的声音比较大。

用鼻子闻

吸气的时候，鼻腔里的绒毛会捕捉气味分子，并传递给嗅觉神经。神经再将这些信息传递给大脑，由大脑识别出来，告诉你闻到的是什么味道。

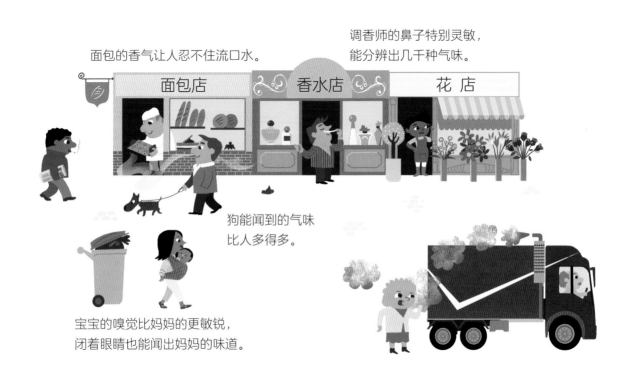

面包的香气让人忍不住流口水。

调香师的鼻子特别灵敏，能分辨出几千种气味。

面包店　香水店　花店

狗能闻到的气味比人多得多。

宝宝的嗅觉比妈妈的更敏锐，闭着眼睛也能闻出妈妈的味道。

请在上面的图中找一找各种气味吧。

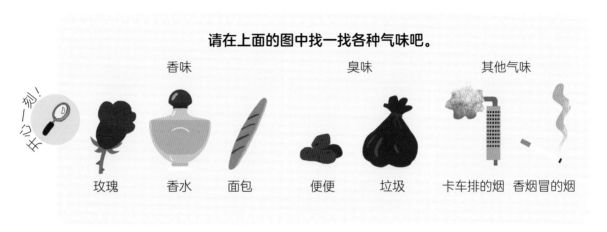

香味			臭味		其他气味	
玫瑰	香水	面包	便便	垃圾	卡车排的烟	香烟冒的烟

找一找！

气味与味觉

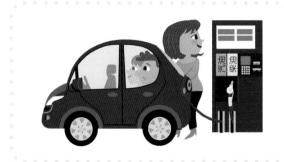

班班喜欢汽油的气味，可山姆一闻到就觉得难受。

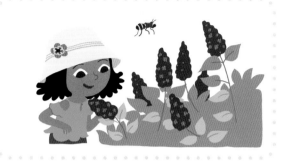

莉拉喜欢丁香花的香味。蜜蜂也喜欢。

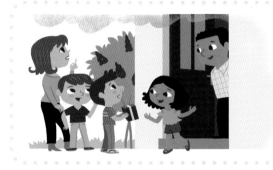

班班和山姆上莉拉家玩。咦，屋子里飘出来的是什么气味？

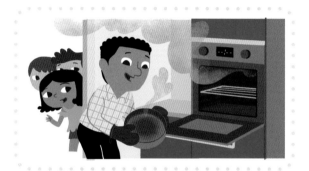

是烤箱里的蛋糕快要烤焦了！幸亏闻到了气味，莉拉的爸爸赶紧把蛋糕取出来，太及时了！

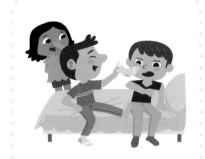

呀，班班的袜子太臭了！这是为什么呢？

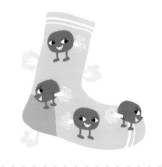

班班的脚容易出汗，滋生了大量细菌。细菌分解汗液和脚脱落的死皮，产生难闻的气味。

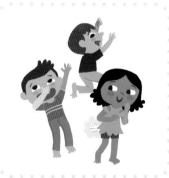

"噗——"莉拉放了个屁。哎呀呀，这也很臭！

用舌头品尝

糖果是甜的，橘子是酸的……有了舌头，我们才能品尝出各种味道。不过，有滋有味离不开鼻子的协作。

舌面上覆盖着成千上万个小圆点，这就是味蕾。

味蕾可以感知四种基本味道：酸、甜、苦、咸。

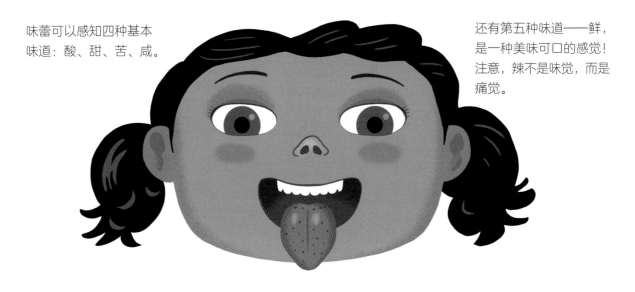

还有第五种味道——鲜，是一种美味可口的感觉！注意，辣不是味觉，而是痛觉。

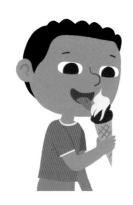

舌头能帮我们分辨食物是软还是硬，柔滑还是粗糙，冷还是热。

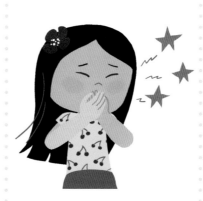

舌头对疼痛非常敏感。哎呀呀，咬到舌头可真疼！

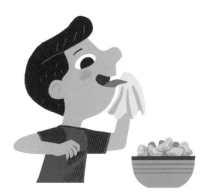

把舌头擦干，试试还能尝到味道吗？辨别味道需要唾液的帮助。

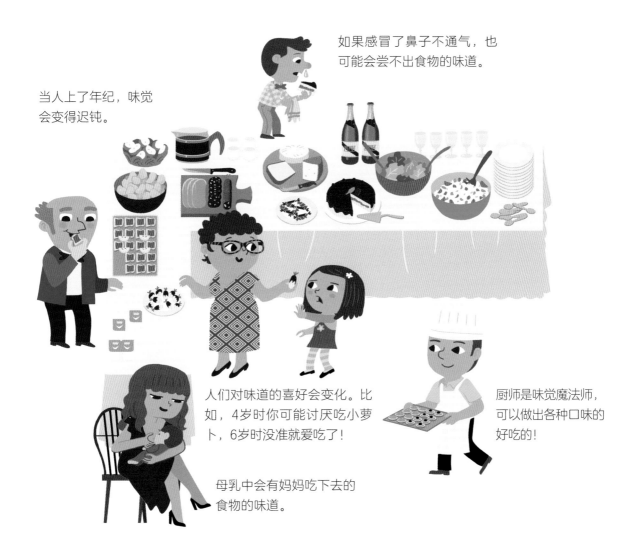

如果感冒了鼻子不通气，也可能会尝不出食物的味道。

当人上了年纪，味觉会变得迟钝。

人们对味道的喜好会变化。比如，4岁时你可能讨厌吃小萝卜，6岁时没准就爱吃了！

厨师是味觉魔法师，可以做出各种口味的好吃的！

母乳中会有妈妈吃下去的食物的味道。

这些东西藏在哪儿？快去上面的图中找一找。

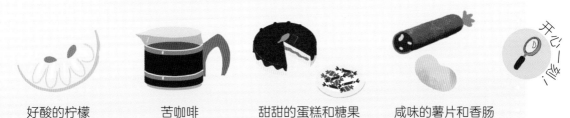

好酸的柠檬　　苦咖啡　　甜甜的蛋糕和糖果　　咸味的薯片和香肠

用皮肤感受

皮肤覆盖着我们的整个身体。多亏了皮肤，当你触摸玩具熊的时候，你才能感受到它的身体是毛茸茸、软乎乎的，眼睛是滑溜溜、硬鼓鼓的。

皮肤能感觉到好多好多

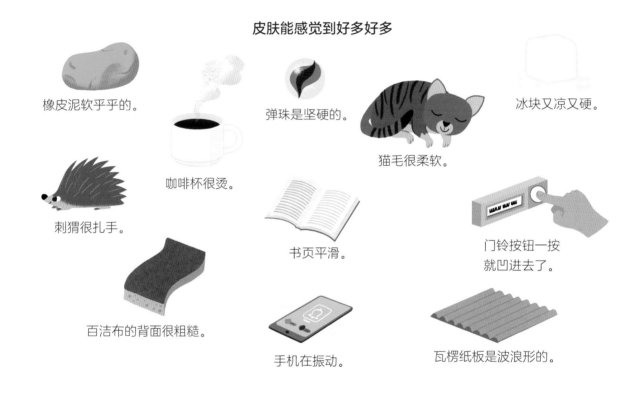

橡皮泥软乎乎的。

咖啡杯很烫。

弹珠是坚硬的。

猫毛很柔软。

冰块又凉又硬。

刺猬很扎手。

书页平滑。

门铃按钮一按就凹进去了。

百洁布的背面很粗糙。

手机在振动。

瓦楞纸板是波浪形的。

皮肤是如何感觉的？

皮肤下方的触觉感受器①能感知冷暖、软硬等触感。通过神经②将这些感觉传递给大脑，再由大脑进行识别。

有的身体部位格外敏感，比如嘴唇、舌头、手，还有脚心。

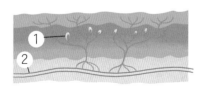

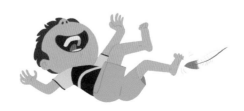

小亚什么都想摸一摸

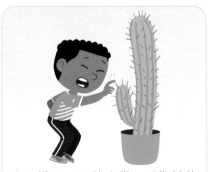

小亚摸了一下仙人掌，手指被扎了，他赶紧缩回手。

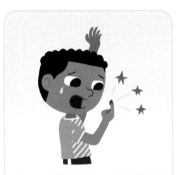

哎，手指好痛！小亚哭了起来……

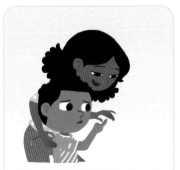

妈妈赶紧帮他检查手指，还好刺没有扎进去。

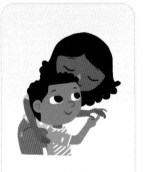

妈妈温柔地亲了亲小亚，他感觉不疼了。

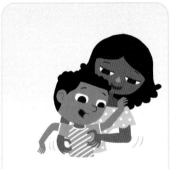

妈妈挠他的腋窝，他哈哈大笑起来。

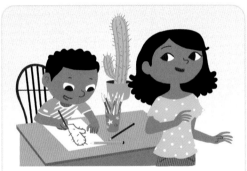

小亚给妈妈画了一株漂亮的仙人掌，手指真的不疼了。

摸一摸，猜一猜。

1.找一个纸箱。

2.请爸爸把一些东西藏进纸箱里，比如：

 玩具汽车
 球
 糖果
 发夹

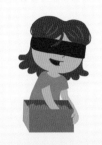

3.蒙上眼睛，用手摸摸箱子里的物品，能猜出来是什么吗？

会"说话"的身体

身体的许多部位，虽然不会发出声音，但同样能传达各种各样的信息。在你感到悲伤、害怕或者生病的时候，身体都会告诉你。

变来变去的脸色

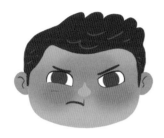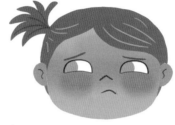

红色
感到太热了，或者害怕、不安、害羞、愤怒。

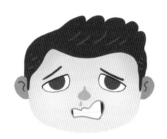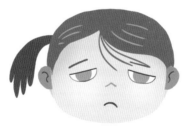

白色
感到很冷，或者疲惫、害怕，也可能是生病了。

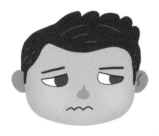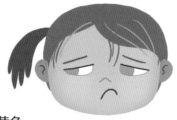

黄色
可能是营养不良，或者得了黄疸病，也可能是睡眠不足。

身体里正在发生什么？

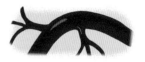

脸色变红，是因为血管扩张，血液大量涌入、聚集在皮肤下面，使皮肤呈现红色。

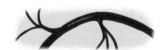

脸色苍白，是因为血管收缩，皮肤下的血液减少。

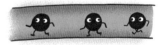

红细胞会影响血液的颜色。当血液里缺少红细胞的时候，脸色也会变得苍白。

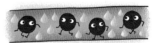

脸色泛黄，是因为血液里存在着一种黄色的色素，当它们含量过多时，就会透过皮肤显现出来。

汗液、眼泪和鼻涕

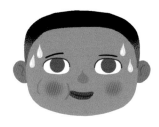 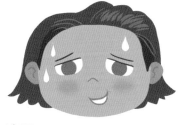

流汗

感到很热、害怕、紧张的时候或者运动后，我们会流汗。

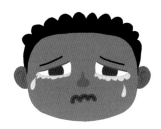 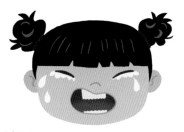

流泪

感到疼痛、悲伤、委屈的时候，我们会流泪。

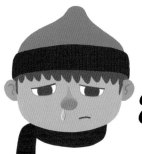 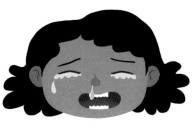

流鼻涕

感冒或者哭的时候，鼻涕会流出来。

身体里正在发生什么？

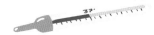

流汗可以让身体变凉爽，使体温保持在37℃左右。

流泪有助于缓解不开心的情绪。

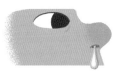

感冒的时候，鼻子分泌大量鼻涕，将病菌裹起来，赶出去。

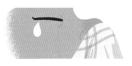

眼睛和鼻子是相通的。哭的时候，眼泪会进入鼻腔流出来。

身体还会这样"说话"……

觉得冷了，身体可能会打寒战，这时肌肉收缩，产生更多的热量。

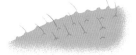

冷得起鸡皮疙瘩时，汗毛竖立，肌肉缩紧，以减少身体热量散失。

感觉疲惫或者无聊的时候会打哈欠，频繁地打哈欠可能是生病了。

用声音表达

人刚生下来的时候是不会说话的。稍大一点儿，会咿咿呀呀发声。长到10个月左右，会说"抱""妈妈"这样的字、词。之后慢慢学会说句子，表达自己的感受、提出具体的需求……人是怎么发出声音的呢？

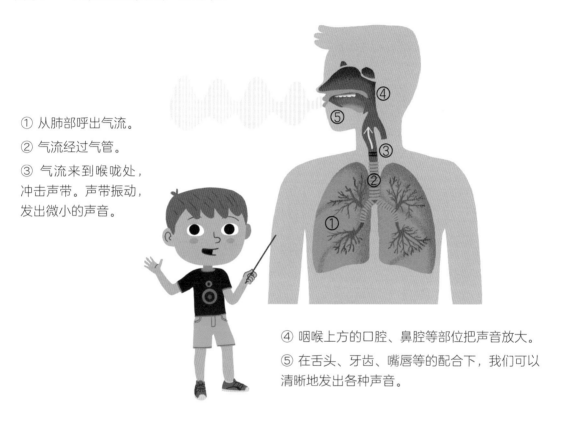

① 从肺部呼出气流。

② 气流经过气管。

③ 气流来到喉咙处，冲击声带。声带振动，发出微小的声音。

④ 咽喉上方的口腔、鼻腔等部位把声音放大。

⑤ 在舌头、牙齿、嘴唇等的配合下，我们可以清晰地发出各种声音。

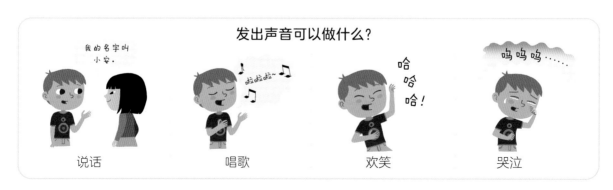

发出声音可以做什么？

| 说话 | 唱歌 | 欢笑 | 哭泣 |

不同人的声音

小宝宝的哭声很响亮。

爷爷的嗓音有点颤抖。

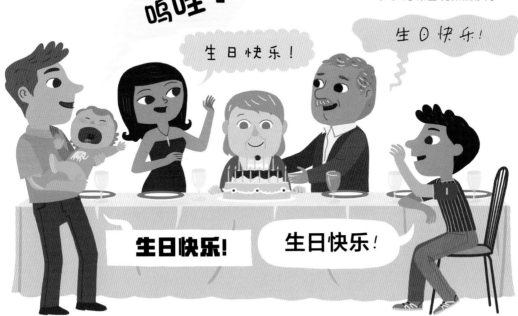

爸爸的嗓音一般比妈妈的低沉。

青春期的男孩正处于变声期，
嗓音会变得低沉。

常见的发音问题与发音障碍

里嚎（你好）啊！

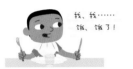

有的人说话有明显的口音。

仄（这）个球好好玩！

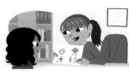

有的人分不清平翘舌音。

我、我……
饿、饿了！

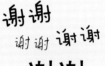

有的人口吃，同一个字会重复
说好几次。

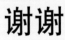

言语治疗师可以帮助人们解
决这些问题。

不同方式说"谢谢"！

悄悄说，响亮地说，慢
慢说，快速说，细声
说，粗声说，用不同
的音调说。

开心一刻！

谢谢

谢谢 谢谢

谢谢

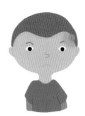

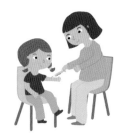

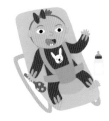

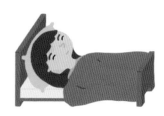

受伤和生病

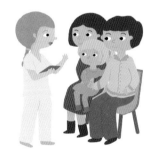

小伤小痛

"哎哟！好痛！"日常生活中，我们难免会磕碰或跌倒。有时候还会被虫子蜇咬，感到身上痒痒的。

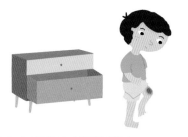

不小心撞到了，出现了淤血。

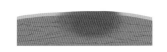

这是因为皮肤下面的毛细血管破裂出血了。

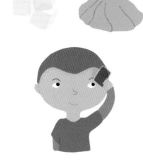

用冷毛巾或冰袋敷一敷，能刺激血管收缩，使血液流动变慢，有助于缓解疼痛，让肿块变小。

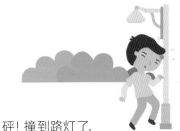

砰！撞到路灯了，额头上鼓起大包。

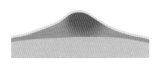

这是因为血液在撞到的部位淤积，形成了肿块。

骑车摔倒了

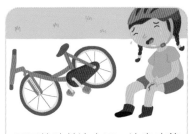

丽丽的膝盖流血了。这意味着皮肤破了，血管也破裂了。

血小板迅速赶来堵住伤口，帮助伤口快速结痂，形成屏障抵御细菌。

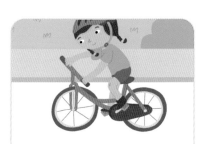

伤口渐渐愈合，血痂下面也长出了新皮肤。

会蜇人和叮咬人的小家伙们

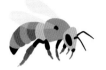

蜜蜂

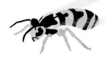

黄蜂

胡蜂

如果被它们蜇了，皮肤上会起包。
必要的时候需要上医院处理。

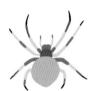

蜘蛛

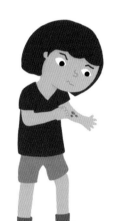

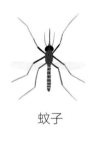

蚊子

臭虫

跳蚤

放大镜下的虱子

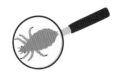

虱子会叮咬人的头皮，吸食血液。好痒！

雌虱每天都会产卵，虱卵会粘在发根上。

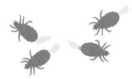

一个多星期后，虱子幼虫从卵里孵化出来。

下面几种场景，分别会用到哪些物品？

1.给伤口消毒、包扎

2.消灭虱子

3.减轻淤青

4.缓解蚊虫叮咬

开心一刻

A.镊子
bì

B.活血止痛膏

C.创口贴

D.除虱洗发水

E.消毒喷雾

F.蚊虫叮咬膏

答案：1用C、E；2用A、D；3用B；4用F

63

生病和过敏

如果你流鼻涕、肚子疼、咳嗽，可能是生病了！身体不舒服的时候要及时告诉爸爸妈妈，他们会根据你的症状看看是不是需要吃药或去看医生，还是在家好好休息。

生病

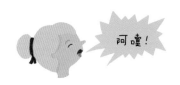

打喷嚏、流鼻涕，可能是冻感冒了。

咽喉痛、发烧，可能是扁桃体炎。

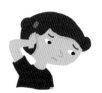

耳朵疼，有时还发烧，可能是中耳炎。

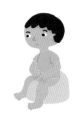

呕吐、拉肚子，可能是肠胃炎。

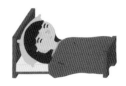

浑身酸痛、发高烧，可能是得了流感。

咳嗽得厉害、发烧，可能是支气管炎。

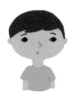

眼睛发红，早上醒来时眼角有很多分泌物，可能是结膜炎。

身上起了很多水疱，可能是长水痘了。

什么是疾病？

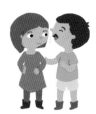

生病的原因有很多，可能是病菌入侵了我们的身体。

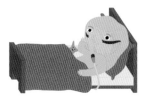

生病也可能是我们身体的某个器官（比如肺）或者某个部分出现了异常。

可可呼吸困难！

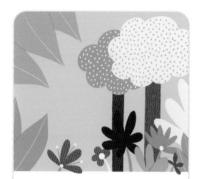

春天来了，到处都开满花儿，一片烂漫的景象。

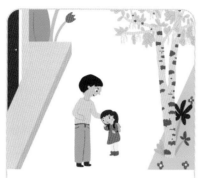

可可出现了呼吸困难、咳嗽等症状，爸爸马上到学校来了。

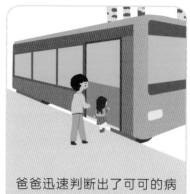

爸爸迅速判断出了可可的病症，决定带她回家。

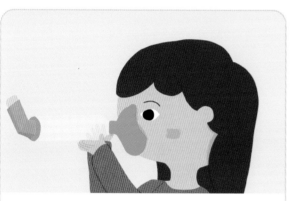

到家之后，可可用吸入器吸入药物。

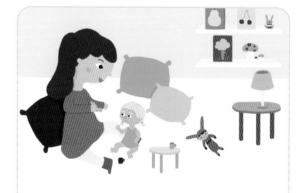

现在，可可感觉好多了，呼吸也恢复了正常。

可可为什么会这样？

可可呼吸的时候，吸入了空气中悬浮的桦树花粉。她对这种花粉过敏！

在花粉的刺激下，她的支气管肿胀起来，无法正常呼吸，哮喘发作了！

药物能帮助支气管消肿，可可的呼吸终于通畅了。

身体会保护自己

病菌，也就是病毒与细菌，都长得很小很小，我们肉眼看不到。病菌会引发疾病，但我们的身体有自我保护的防御功能。

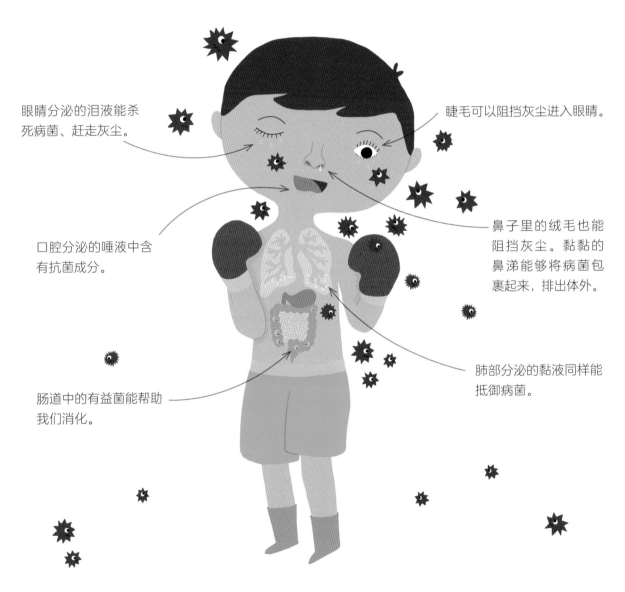

眼睛分泌的泪液能杀死病菌、赶走灰尘。

睫毛可以阻挡灰尘进入眼睛。

口腔分泌的唾液中含有抗菌成分。

鼻子里的绒毛也能阻挡灰尘。黏黏的鼻涕能够将病菌包裹起来，排出体外。

肠道中的有益菌能帮助我们消化。

肺部分泌的黏液同样能抵御病菌。

皮肤是身体抵御各种病菌的屏障。

病毒来袭！

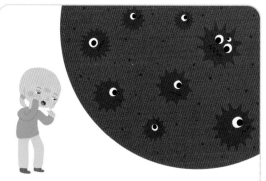

流感病毒通过眼睛、嘴巴或者鼻子进入了佐拉的身体，迅速繁殖，越来越多。

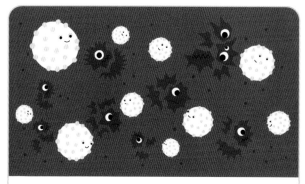

佐拉的身体拉响警报！血液中的白细胞大军不断增加，一起攻击病毒，与病毒大作战！

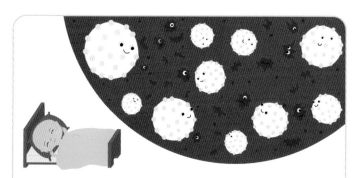

佐拉的体温升高了！白细胞与病毒的战斗越激烈，身体的温度就越高。

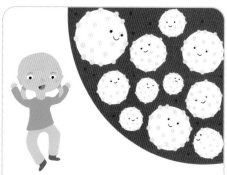

身体赢得了战斗，所有流感病毒都被消灭了！佐拉恢复了健康。

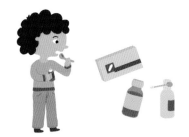

药物能够帮助身体抵御病菌。对抗不同的细菌与病毒，需要用不同的药物。

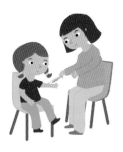

接种疫苗可以使我们的血液产生抗体，当病毒来袭时，免疫系统会迅速识别出来，把它们消灭。

看医生

体检、接种疫苗、治疗疾病……为了健康，我们有时候需要去看医生。儿科医生专门给小朋友看病。

在候诊室等待。

在诊室里就诊。

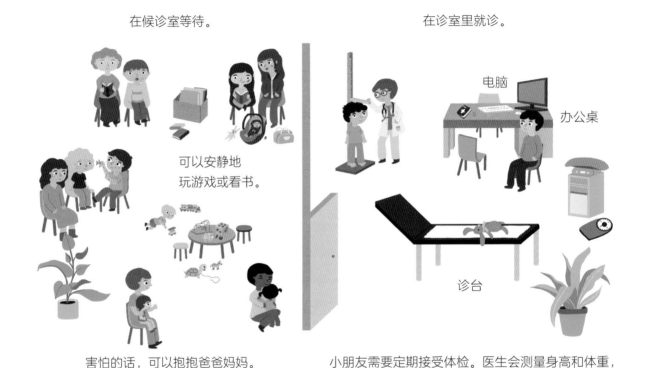

可以安静地玩游戏或看书。

电脑

办公桌

诊台

害怕的话，可以抱抱爸爸妈妈。

小朋友需要定期接受体检。医生会测量身高和体重，听听心跳，检查身体的健康状况。

请在上面的图中找到这些物品。

身高测量仪

体重秤

宝宝体重秤

病历本

艾雅生病了

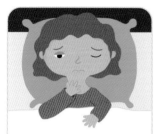

早上醒来，艾雅感觉喉咙很痛！

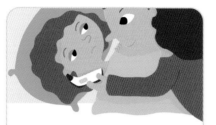

妈妈给她测了体温：38.7℃。妈妈决定带她去看医生。

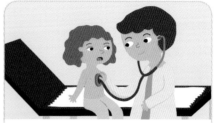

医生用听诊器检查艾雅的心脏和肺部。

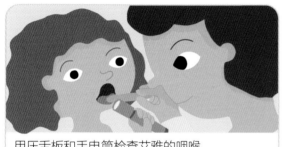

用压舌板和手电筒检查艾雅的咽喉。

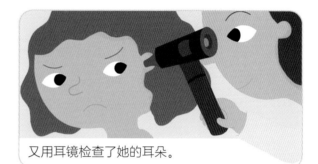

又用耳镜检查了她的耳朵。

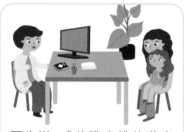

医生说："艾雅扁桃体发炎了，需要好好休息。"

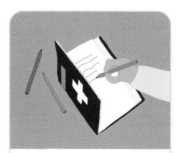

他在病历本上写下诊断。

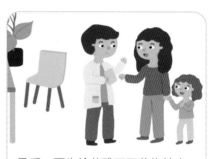

最后，医生给艾雅开了药物处方。

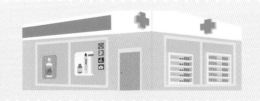

我们可以在医院的药房或者街上的药店买药。

你知道吗？

在医院

医院是守护人们健康的地方。人们在医院里检查身体、购买药品、做手术……你知道吗？照顾病人的医护人员有各自的分工。

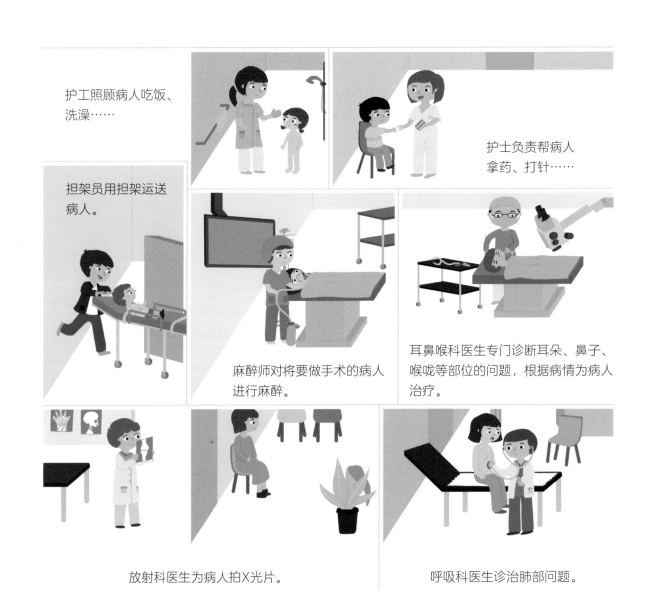

护工照顾病人吃饭、洗澡……

护士负责帮病人拿药、打针……

担架员用担架运送病人。

麻醉师对将要做手术的病人进行麻醉。

耳鼻喉科医生专门诊断耳朵、鼻子、喉咙等部位的问题，根据病情为病人治疗。

放射科医生为病人拍X光片。

呼吸科医生诊治肺部问题。

丽娅做手术了

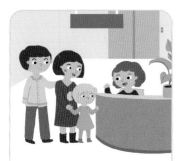

丽娅经常犯中耳炎，影响了听力。她来到医院，准备接受手术治疗。

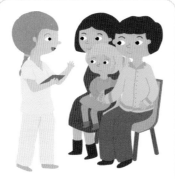

护士耐心地为她讲解手术的流程。

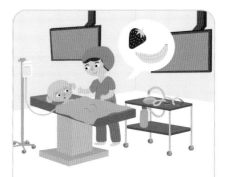

丽娅独自进入手术室，爸爸妈妈在外等候。

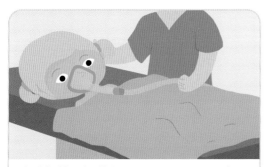

麻醉师给丽娅戴上呼吸罩。深吸一口气，麻醉药闻起来有草莓的味道……

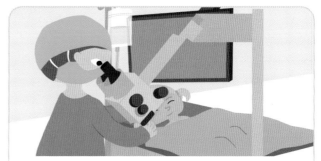

不一会儿，丽娅在麻醉药的作用下睡着了，感觉不到疼痛了。耳鼻喉科医生在她的鼓膜里植入通风管。

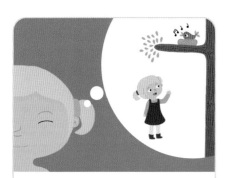

有了鼓膜通风管，丽娅会听得比原来清楚。

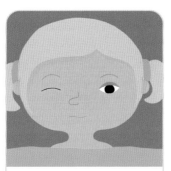

恢复室里，丽娅睁开了一只眼睛。

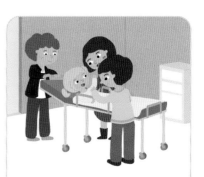

担架员把她送回病房。休养一阵子，她就可以回家啦！

看牙医

牙医是专门诊治牙齿的医生，可以帮人们清洁牙齿、补牙、矫正牙齿等。

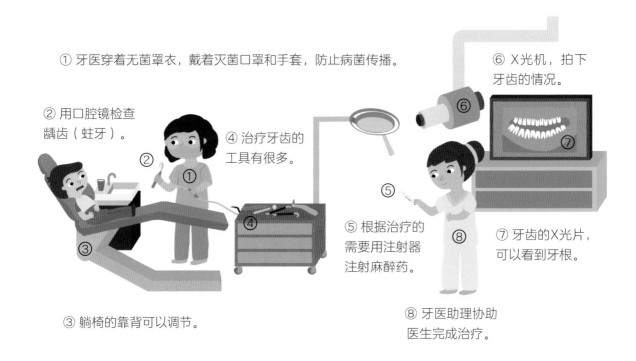

① 牙医穿着无菌罩衣，戴着灭菌口罩和手套，防止病菌传播。

② 用口腔镜检查
龋齿（蛀牙）。

④ 治疗牙齿的
工具有很多。

⑥ X光机，拍下
牙齿的情况。

⑤ 根据治疗的
需要用注射器
注射麻醉药。

⑦ 牙齿的X光片，
可以看到牙根。

③ 躺椅的靠背可以调节。

⑧ 牙医助理协助
医生完成治疗。

龋齿是怎么形成的？

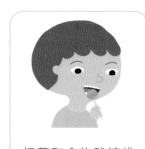

细菌和食物残渣堆积在牙齿上，形成牙菌斑。

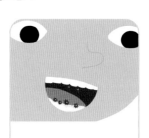

细菌吃食物残渣里的糖分，产生酸性物质，腐蚀牙齿。

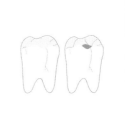

酸性物质先破坏牙齿的表面，逐渐形成越来越深的龋洞。

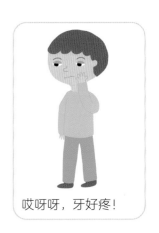

哎呀呀，牙好疼！

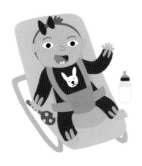

6个月左右，你长出第一颗牙齿。那时候你还只会喝奶呢！

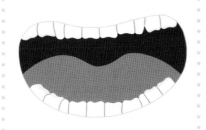

3到4岁的时候已经长出20颗乳牙：8颗切牙、4颗尖牙和8颗大大的磨牙。

奇奇学刷牙

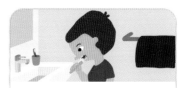

奇奇握住牙刷。牙刷上没有牙膏，因为他还没有学会吐牙膏。

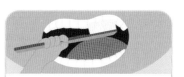

他从左上方开始，把牙刷横放在牙齿中间，上上下下反复刷几次。

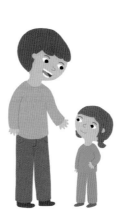

5岁到12岁，乳牙会脱落，长出恒牙。人的一生中，牙齿只换一次。

你最终会拥有28到32颗牙，和爸爸妈妈一样。

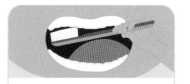

然后刷右上方、左下方和右下方，每个角落都不放过。

有的甜食容易导致蛀牙，把它们找出来吧！

A. 汽水

B. 苹果

C. 口香糖

D. 咸面包

E. 四季豆

开心一测

F. 糖果

G. 水果糖浆

H. 甜味饼干

J. 甜麦片

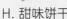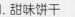
答案：A、C、F、G、H、J

残障人士

不是所有人都拥有健康的身体。由于各种各样的原因，有些人不能走路，有些人眼睛看不见，有些人耳朵听不到，有些人理解世界的方式和其他人不太一样……我们称这些身体有缺陷的人为残障人士。

外出时不太方便

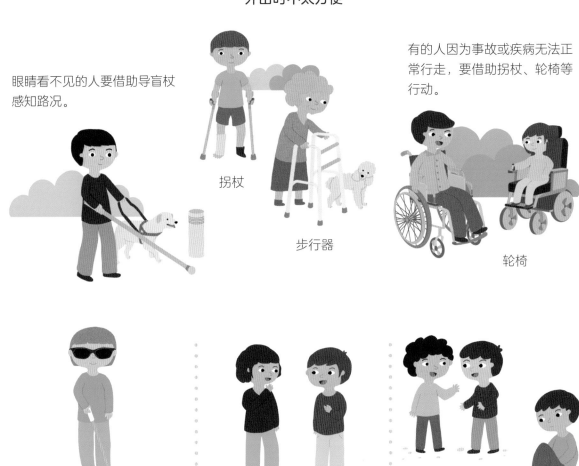

眼睛看不见的人要借助导盲杖感知路况。

有的人因为事故或疾病无法正常行走，要借助拐杖、轮椅等行动。

拐杖

步行器

轮椅

视力非常差的人称为半盲人，完全看不见的人称为盲人。

耳朵听不见的人称为聋人。很多聋人因为生下来便听不见，无法学说话，就成了聋哑人。不过，他们可以用手语交流。

患有孤独症的孩子容易沉浸在自己的世界里，不太愿意说话，也不擅长与他人相处。

艾格坐轮椅

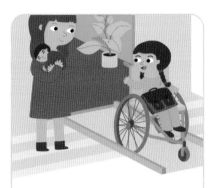

一场疾病导致艾格无法行走，要靠轮椅才能出行。

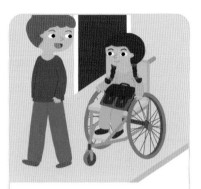

去上学时，她自己转动轮子让轮椅前进，或者请爸爸帮忙。

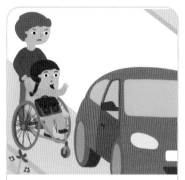

遇上乱停的车挡住去路时，他们会很苦恼。

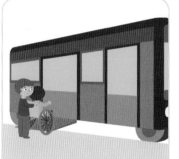

无障碍公交车放下小踏板时，他们会很开心。

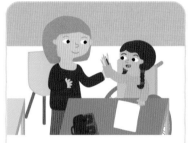

在学校里，每当艾格遇到困难时，辅导老师莉娜都会及时帮助她，这让她很安心。

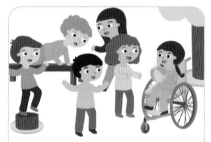

很多游戏艾格玩不了，但是她的手臂很有力气，玩接球游戏时，可以稳稳地接住球。

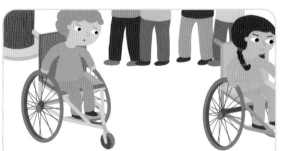

今天，艾格就诊的医院提供了一台轮椅，让全班同学轮流体验借助轮椅出行的感觉。呼——可真是不容易啊！

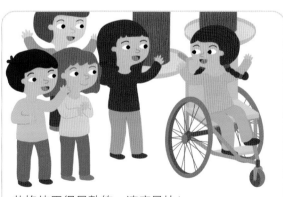

艾格使用得最熟练，速度最快！

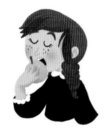

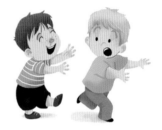

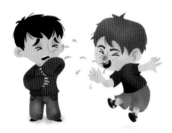

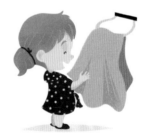

守护身体健康

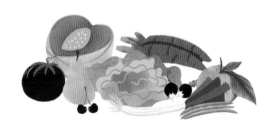

保护好身体

身体拥有自我调节和自我修复的能力，但也有失灵的时候。我们需要养成良好的生活习惯，使身体保持健康的状态。

避免感染和传播病菌

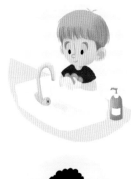

勤洗手。

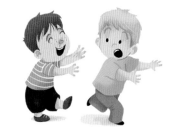

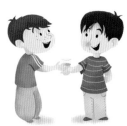

不要随便用别人的杯子喝水。

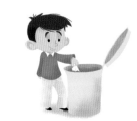

小伙伴生病期间，与他保持一定的距离，以防感染。

打喷嚏或咳嗽的时候，用纸巾捂住口鼻。

把脏纸巾扔进垃圾桶里。

病菌会传播

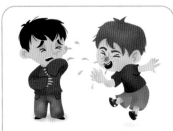

马洛感冒了，他打了一个喷嚏，把病菌传给了可可。

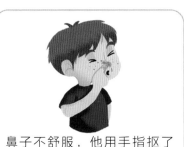

鼻子不舒服，他用手指抠了抠，手上沾染了病菌。

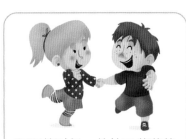

玩耍的时候，他拉了莉莉的手，又把病菌传给了莉莉！

注意防晒

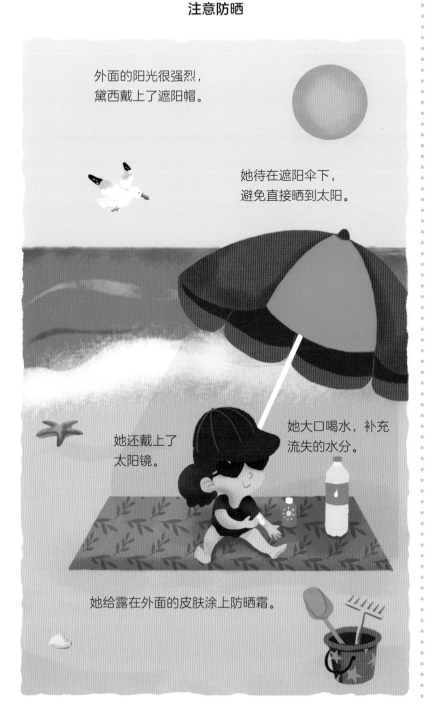

外面的阳光很强烈，黛西戴上了遮阳帽。

她待在遮阳伞下，避免直接晒到太阳。

她还戴上了太阳镜。

她大口喝水，补充流失的水分。

她给露在外面的皮肤涂上防晒霜。

阳光既是朋友，也是敌人

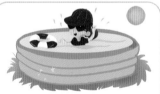

阳光能为我们带来快乐！阳光明媚的时候，可以去户外玩个痛快。

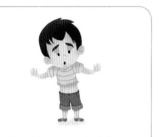

阳光还能促进骨骼生长。

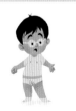

不过，阳光中的紫外线可能会晒伤皮肤，损伤眼睛。

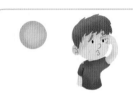

如果长时间暴晒，身体中的热量散不出去，我们会感觉头痛、恶心，很容易中暑。

保持卫生

"快去洗手！""该洗澡啦。"爸爸妈妈经常提醒你勤洗手、勤洗澡，你会觉得不耐烦吗？想要身体健健康康，保持清洁的确很重要。

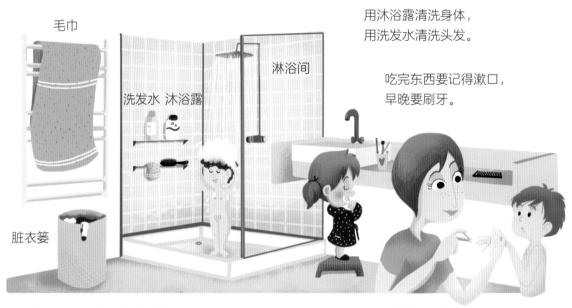

毛巾

洗发水 沐浴露

淋浴间

脏衣篓

用沐浴露清洗身体，用洗发水清洗头发。

吃完东西要记得漱口，早晚要刷牙。

人要洗澡，脏衣服也需要清洗！

剪短指甲，让病菌和污垢无处藏身！

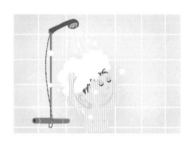

洗澡可以洗去身体脱落的死皮，还有沾在皮肤上的灰尘、病菌。

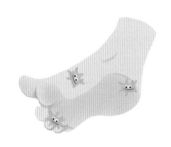

要认真清洗小屁股、小脚丫和腋窝。这些部位潮湿、爱出汗，很容易滋生病菌。

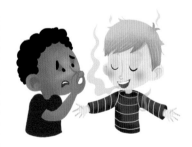

汗液被细菌分解，会释放出闻起来臭臭的气味，所以要勤洗澡哦。

正确洗手

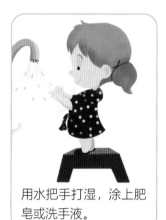
用水把手打湿，涂上肥皂或洗手液。

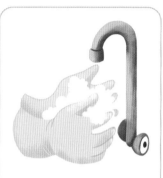
关上水龙头，双手掌心对掌心，反复搓洗。

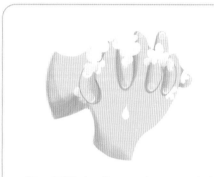
一根一根搓洗手指，再交叉双手清洁手指缝。

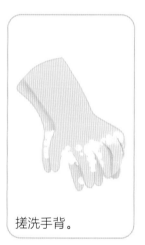
搓洗手背。

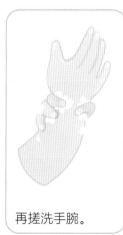
再搓洗手腕。

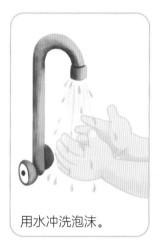
用水冲洗泡沫。

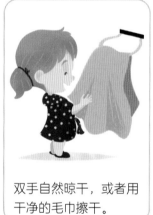
双手自然晾干，或者用干净的毛巾擦干。

什么时候需要洗手？

做饭之前　　吃饭之前　　上厕所前后　　摸了小动物之后　　乘坐地铁或公交车后

你知道吗？

当心危险

不论是在家里还是在外面，你看到新鲜有趣的东西会忍不住想去摸一摸，这很正常。不过，一定要遵守规则，保护好自己，以免受伤。

在家里

不在楼梯上跑，
小心摔倒。

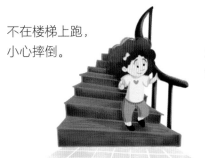

不要把塑料袋套在头上玩，
可能会闷住自己，无法呼吸。

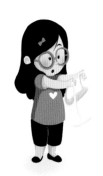

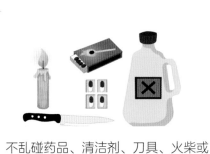

不要爬窗户或站在椅子上探身
到窗外，当心掉下去。

不在浴缸里淘气，
小心滑倒、呛水。

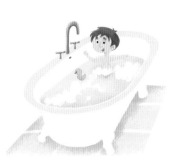

小心被门缝夹到手指。

远离炉灶、热锅，小心被烫伤。

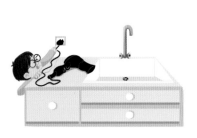

不玩插座和电器，小心触电！

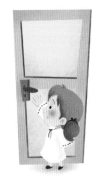

不乱碰药品、清洁剂、刀具、火柴或
点燃的蜡烛，它们都很危险！

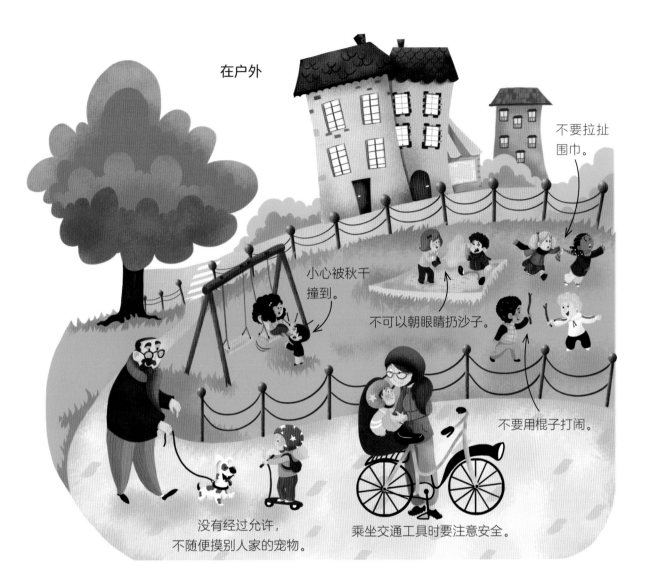

在户外

不要拉扯围巾。

小心被秋千撞到。

不可以朝眼睛扔沙子。

不要用棍子打闹。

没有经过允许，不随便摸别人家的宠物。

乘坐交通工具时要注意安全。

过马路要走人行横道，
哪个信号灯亮表示行人可以走了？

A.红色小人

B.绿色小人

C.红色自行车

D.绿色自行车

答案：B

开心一激灵

83

好好吃饭

好好吃饭，身体才能获得充足的营养和能量。想要健康成长，该怎么做呢？

每样食物都要吃一点儿，因为不同的食物含有不同的营养。

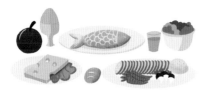

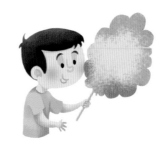

少吃糖果、蛋糕等甜食。它们都含有大量的糖分，会使人发胖，还会损伤牙齿！

吃东西时保持安静，慢慢咀嚼。把食物充分嚼碎才能更好地消化、吸收。

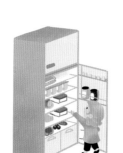

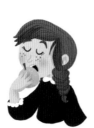

多吃新鲜的蔬菜和水果，它们保留了更多的营养。

少吃零食，它们含有很多有害健康的化学成分。

一日三餐和加餐

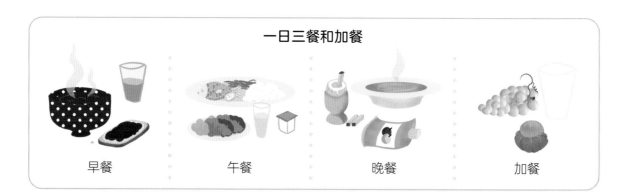

早餐　　　　　午餐　　　　　晚餐　　　　　加餐

各种各样的食物，各种各样的营养

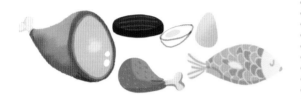

肉、鱼、蛋等富含蛋白质，有利于身体器官和肌肉的生长。

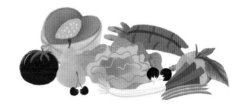

水果和蔬菜含有丰富的维生素和膳食纤维，能促进消化。

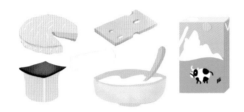

奶酪、鲜奶等奶制品含有丰富的钙，能促进骨骼生长，让牙齿更坚固。

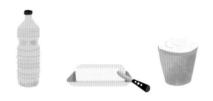

植物油、黄油等含有维生素和丰富的脂肪，能为身体提供能量，但不能贪多。

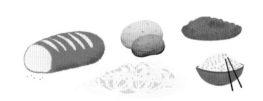

面包、面条、米饭、土豆等富含淀粉，吃下去后会转化成糖分，为身体提供能量。

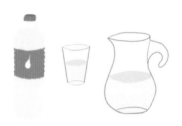

生命离不开水，要经常喝水哦！

下面这些食物，哪些含糖高，哪些富含脂肪？

A.樱桃糖浆　　B.花生　　C.草莓酱　　D.棉花糖　　E.熟肉酱　　F.棒棒糖

答案：含糖高的食物：A、C、D、F；富含脂肪的食物：B、E

开心一刻！

85

多多运动

为了使身体棒棒的，我们还应该多运动，经常活动身体！

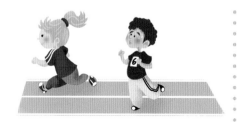 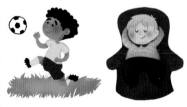 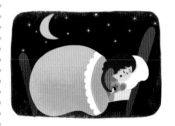

在进行跑步、攀爬、跳跃等较为剧烈的运动时，呼吸和心跳都会加快，肌肉也会变得强壮，让我们的精力更加充沛。

运动的时候，我们的身体会"燃烧"从食物中获取的能量，防止多余的能量变成脂肪。

运动的时候，身体会觉得累，不过结束运动、身体平静下来之后，往往会睡得更香。

安托和安东，谁的运动量大？

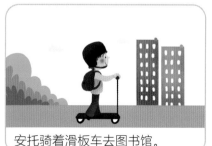

安托骑着滑板车去图书馆。

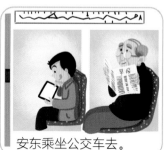

安东乘坐公交车去。

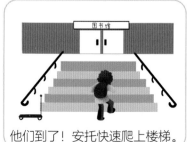

他们到了！安托快速爬上楼梯。

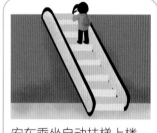

安东乘坐自动扶梯上楼。

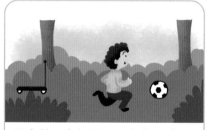

回家前，安托踢了一会儿足球。

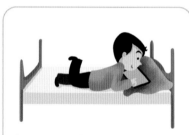

安东直接回家玩平板电脑。

丰富多彩的运动

球类

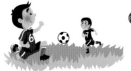
足球

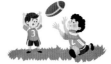
篮球

橄榄球

对抗性运动

柔道

拳击

击剑

马术

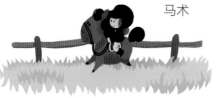

舞蹈

游泳

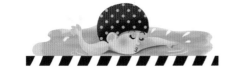

滑行运动

滑板

轮滑

滑冰

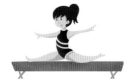
体操

借助平衡木练习跳跃、翻滚等动作，能让身体变得更加灵活。

田径运动

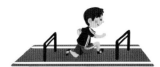

跑步、跳高或跳远

这些物品适合做什么运动时使用？

A.头盔

B.舞裙

C.足球

D.泳衣

E.花剑

F.柔道服

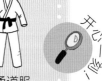
开心一练！

答案：A.马术；B.舞蹈；C.足球；D.游泳；E.击剑；F.柔道

保持好心情

心情也影响着我们的健康。有情绪的时候，不论开心还是难过，骄傲还是沮丧，你都可以试着表达出来。

各种各样的情绪

生活里的各种经历，会让我们产生不同的情绪。

一起来了解情绪，试着调节自己的情绪吧。

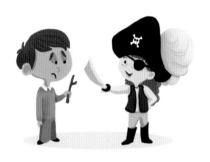

看到别人有了新玩具，你可能会感到羡慕甚至嫉妒。

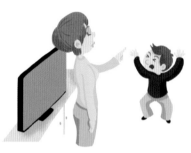

妈妈不让看动画片，你也许会很着急，甚至生气。

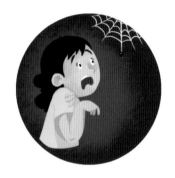

看到蜘蛛的时候，或许你会很害怕。

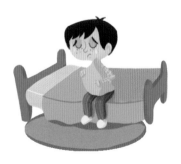

弄丢了心爱的毛绒玩具，你会很伤心。

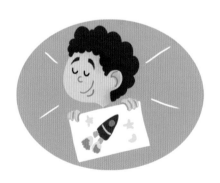

给填色画涂上了好看的颜色，你会感到得意。

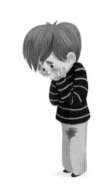

在课堂上不小心尿裤子了，你很可能会感到羞愧。

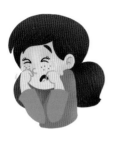 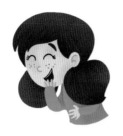 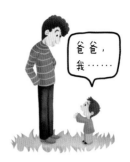

把情绪表达出来非常重要。难过的时候哭出来就轻松多了，多笑一笑让人更快乐。

要学着用语言表达自己的感受。为什么难过，为什么生气，说出来之后心情会好转。

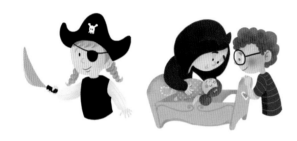 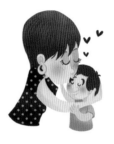

扮演海盗、模仿妈妈照顾宝宝……痛痛快快地玩耍是最好的放松。

时常和爸爸妈妈亲一亲、抱一抱，你会感觉幸福又放松。

丽莎不怕洗头了！

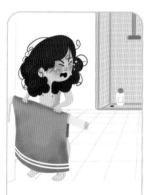 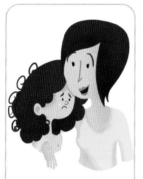 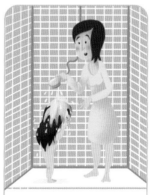 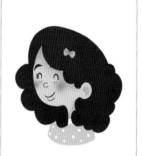

丽莎很害怕淋浴的时候洗头发，她哭闹着抗拒……

妈妈耐心地告诉她，用水冲洗头发一点儿也不可怕。

妈妈让她用毛巾护住眼睛，再调小水流，轻轻地帮她冲洗头发。

丽莎放松下来，洗发水的泡沫也没有流进眼睛里。她再也不怕洗头了！

索 引

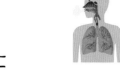
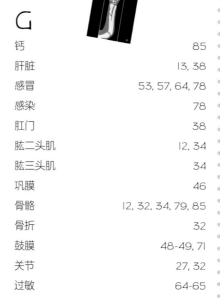
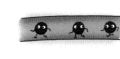

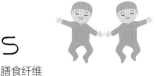
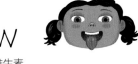

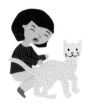
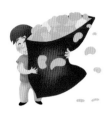

文字作者

塞西尔·朱格拉

图画作者

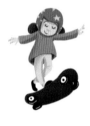
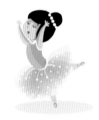

不同的人，同样的身体：**玛丽昂·科什利珂**

出生，长大，变老：**卡埃勒·苏帕尔**

充满活力的身体： **卡埃勒·贝尔特莱**

感官、感觉和表达：**弗朗索瓦·法亚尔**

受伤和生病：**丽贝卡·加莱拉**

守护身体健康：**沙迪亚·鲁艾斯拉蒂**

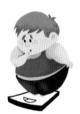